Martina Baumann, Dorothea Bünemann

Musiktherapie in Hospizarbeit und Palliative Care

Mit einem Geleitwort von Rolf Verres

Ernst Reinhardt Verlag München Basel

Dipl.-Musiktherapeutin *Martina Baumann*, Heidelberg, Hypnotherapeutin (M. E. I.), ist in Palliative Care, in einer psychosomatischen Klinik und in der Weiterbildung tätig. Als professionelle Musikerin aktiv. E-Mail: martinasophiebaumann@gmx.de

Dipl.-Psych., Dipl.-Gerontol. *Dorothea Bünemann*, Heidelberg, ist als Musiktherapeutin und Gestalttherapeutin (DVG) psychotherapeutisch (HP) in verschiedenen klinischen Institutionen, in eigener Praxis und in der Weiterbildung tätig. E-Mail: dbuenemann@gmx.de

Covermotiv: Gustav Klimt, *La musique* (Ausschnitt)
Fotos im Innenteil von Martina Baumann, Heidelberg

Bibliografische Information der Deutschen Nationalbibliothek

Die Deutsche Nationalbibliothek verzeichnet diese Publikation in der Deutschen Nationalbibliografie; detaillierte bibliografische Daten sind im Internet über <http://dnb.d-nb.de> abrufbar.
ISBN 978-3-497-02107-9

Printed in Germany
Reihenkonzeption Umschlag: Oliver Linke, Augsburg
Satz: Arnold & Domnick, Leipzig
Druck und Bindung: Friedrich Pustet, Regensburg

Ernst Reinhardt Verlag, Kemnatenstr. 46, D-80639 München
Net: www.reinhardt-verlag.de E-Mail: info@reinhardt-verlag.de

Inhalt

Geleitwort von Rolf Verres

Das Zusammenspiel von Schönheit und Mitgefühl

In der wissenschaftlichen Medizin werden die Phänomene der geistig-seelischen Welt vor allem unter dem Aspekt betrachtet, wie man sie funktionalisieren, also unter möglichst sichere Kontrolle bringen kann. Neben dem Denken und Fühlen gibt es aber eine weitere Dimension der geistig-seelischen Welt, die mit Begriffen wie Phantasie, Kultur, Philosophie, Glaube, Musik, Theater, Malerei, Dichtung, Zauberei und Liebe beschrieben wird, vielleicht auch als Bedürfnis nach Aufgehoben sein in einem größeren Ganzen.

Man könnte auch von einer Tiefendimension der Heilkunst sprechen. Sie wird besonders deutlich spürbar, wenn Menschen ein Grundgefühl des gegenseitigen Vertrauens gewonnen haben. Gerade wenn es um das Loslassen geht, liegt die besondere Kraft der Musik darin, „Begleitschutz" zu geben. Musik kann uns Menschen verzaubern.

Die Autorinnen Martina Baumann und Dorothea Bünemann geben in diesem Buch einen fundierten Einblick in die Möglichkeiten, im Einzelfall behutsam herauszufinden, welche Musik für welche Menschen in welcher Situation heilsam wirken könnte. Sie zeigen, dass dies nur auf der Grundlage einer guten zwischenmenschlichen Beziehungsgestaltung möglich ist, die ihrerseits auch durch das gemeinsame Musikerleben intensiviert werden kann.

Dabei geht es nicht nur um die jeweils einmalige Beziehung zwischen einem schwer kranken Menschen und einer Therapeutin. Auch von der Atmosphäre im betreffenden Haus hängt es ab, ob harmonisierende Energien vom ganzen Team mitgetragen werden. Wer in einem Hospiz oder einer anderen palliativmedizinischen Einrichtung Musiktherapie anbietet, beeinflusst die Atmosphäre als Ganzes, da jeder die Musik hören kann. Selbst wenn die Musiktherapeutin nur zeitweise kommt, lassen sich nachhaltige, wohltuende Wirkungen erzielen.

Mich persönlich beeindrucken besonders die Ausführungen der beiden Autorinnen zum „Zusammenspiel von Schönheit und Mitgefühl". Manche Menschen glauben irrtümlich, Mitgefühl bedeute in erster Linie Mitleid. Schwer kranke Menschen haben aber auch Hoffnungen. Selbst wenn sie diese nicht mehr – wie zum Beispiel bei Demenz – ausdrücken können, brauchen sie nicht in erster Linie Mitleid, sondern eine möglichst freundliche Begleitung, die ihnen etwas mehr Sicherheit gibt. Wenn Martina Baumann und Dorothea Bünemann also von einem Zusammenspiel von Schönheit und Mitgefühl sprechen, machen sie uns bewusst, dass in einer achtsamen Begegnung tatsächlich Schönheit als solche erlebt werden kann, selbst wenn Schmerzen oder Traurigkeit dabei sind.

Man könnte sogar von seelischer Zärtlichkeit sprechen, die jeden Beteiligten in seinem innersten Kern berührt und uns immer wieder an unsere ursprüngliche Liebesfähigkeit erinnert, die wir in der Geschäftigkeit des Alltagslebens allzu oft vergessen.

Der Psychoanalytiker Erich Fromm hat darauf aufmerksam gemacht, dass man die Kunst des Liebens dann am besten erlernen kann, wenn man sich von dem Wunsch frei macht, geliebt werden zu wollen, und stattdessen die eigene Fähigkeit zu lieben zur Hauptsache erklärt. Verschiedene Untersuchungen haben ergeben, dass ein Empfinden des Ausgebranntseins (Burn-Out Syndrom) in palliativmedizinischen Einrichtungen seltener vorkommt als in den meisten Kliniken der kurativen Medizin. Damit soll nicht gesagt werden, die Arbeit mit schwerstkranken Menschen in der Palliativmedizin oder im Hospiz sei einfacher als die Arbeit in sonstigen Krankenhäusern. Das Geheimnis dürfte wohl darin liegen, dass man gerade dann, wenn man sich einem Menschen in einer existenziellen Notsituation zuwendet und ihm Erleichterung zu verschaffen versucht, auch seine eigene Kraft besonders gut spüren kann. Auch die Helferin „profitiert" von der Musik, sie ist Mitgestalterin eines wohltuenden Resonanzfeldes, in dem sie sich auch selbst gut aufgehoben fühlen kann.

Die meisten Menschen meinen, Liebe sei in erster Linie ein „gerichtetes" Phänomen: vom Anderen zu mir oder von mir zum Anderen. Sie kann aber auch ein „ungerichtetes" Gefühl sein, ein transpersonales Phänomen des Verbundenseins. Das Empfinden von Liebe kann durch eine Aktivität *ausgelöst* werden, aber eigentlich kommt es gar nicht so sehr darauf an, ob hier ein *gerichteter* Energiefluss angenommen wird. Kommt in einer Situation von Achtsamkeit gut ausgewählte Musik hinzu, wird noch eine weitere Kraft wirksam, die nicht zuletzt auch mit der Liebesfähigkeit der Schöpfer dieser Musik zu tun hat, für die wir dankbar sein können.

Das Buch ging unter anderem aus unserem Heidelberger „Netzwerk achtsame Sterbekultur" hervor. Wird Achtsamkeit praktiziert, entsteht ganz allmählich eine meditative Haltung im Leben. Dann können wir vielleicht darüber staunen, dass es möglich ist, die Gegenwart der Musen in allem was lebt zu spüren, und damit auch in uns selbst.

Prof. Dr. med. Dipl.-Psych. Rolf Verres

Ärztlicher Direktor des Instituts für Medizinische Psychologie im Zentrum für Psychosoziale Medizin der Heidelberger Universitätsklinik

Vorwort der Autorinnen

Wie kommt es zu diesem Buch? Die Entstehung dieses Buches speist sich aus unterschiedlichen Quellen. Der Grundstein wurde durch meine, Martina Baumanns, Mitarbeit in dem von Dr. Eva Saalfrank und Prof. Dr. Rolf Verres geleiteten Forschungsprojekt „Netzwerk achtsame Sterbekultur" an der Universität Heidelberg gelegt. Rolf Verres unterstützte mich dabei, meinen Abschlussbericht „Musiktherapie für Sterbende und ihre Begleiter" der Öffentlichkeit zugänglich zu machen und für ein Buch zu überarbeiten. Durch sein Engagement und seine Ermutigung entstand die Verbindung mit dem Ernst Reinhardt Verlag.

Seit vielen Jahren sind wir, die Autorinnen Dorothea Bünemann und Martina Baumann, im regen Austausch über unsere musiktherapeutische Arbeit mit schwerstkranken und sterbenden Menschen. Die Früchte unserer kreativen und anregenden Treffen standen unter dem Motto: „Zusammen ist man weniger alleine." So entstand auch vor einem Jahr die Idee, eine fortlaufende Fortbildung für „Musiktherapie in der Sterbebegleitung" ins Leben zu rufen, die im Frühjahr 2009 in Heidelberg begonnen hat. Es bot sich an, den genannten Bericht ebenfalls nach dem obigen Motto zu überarbeiten. Unsere bewährte Zusammenarbeit erweiterte sich nun um das gemeinsame Buchprojekt.

Zum Schreiben haben wir immer wieder Inseln der Ruhe in landschaftlich schöner Umgebung aufgesucht, um in die Inselwelt der Hospizarbeit gedanklich einzutauchen. Wir haben das Festland des Alltagslebens in Heidelberg und unsere sonstigen alltäglichen Lebens- und Berufsfelder zeitweise hinter uns gelassen.

Wir blicken auf ein Jahr zurück, in dem wir uns mit den vielfältigen Facetten musiktherapeutischen Arbeitens in Palliative Care auseinandergesetzt haben. Dabei hatten wir immer wieder sehr unterschiedliche Positionen und unsere Zusammenarbeit war von kontroversen Diskussionen geprägt, wie zum Beispiel über den Begriff und die Bedeutung des Traumas einer lebensbedrohlichen Erkrankung: Ist die Sichtweise, dass eine lebensbedrohliche Erkrankung ein Trauma ist, überhaupt hilfreich für unsere Arbeit? Worauf fokussieren wir unsere Aufmerksamkeit bei schwerstkranken Menschen – auf die Krankheit oder auf die gesunden Inseln oder etwa auf beides? Oftmals stritten wir auch darüber, ob unsere Arbeit mit sterbenden Menschen als psychotherapeutische oder vielmehr als empathisch-musikalische Begleitung zu betrachten ist. Auch der heiligen Kuh „Spiritualität" haben wir uns unterschiedlich angenähert.

Sogar unsere musikalischen Vorlieben gehen extrem weit auseinander. Wir haben es geschafft, uns mit unseren Unterschiedlichkeiten positiv zu beeinflussen. Im Ergebnis liegt nun ein Buch vor, das die Musiktherapie in der Sterbebegleitung aus vielen Blickwinkeln heraus beschreibt und vor allem durch ein illustres Spektrum an musikalischen Beispielen angereichert wird. Keine von uns beiden hätte allein solch ein Repertoire zu Verfügung stellen können. Für unsere respektvolle, freundschaftliche, kontroverse und liebevolle Zusammenarbeit sind wir einander dankbar.

Nun wollen wir auch den anderen von Herzen danken, die zum Gelingen des Buches beigetragen haben:

Uwe Loda für liebevolle Fürsorge und klaren Kopf in unklaren Augenblicken, anregende Gespräche und geduldiges Korrekturlesen, Prof. Dr. Rolf Verres für Förderung, Ermutigung und die Idee, ein Buch zu schreiben, Dr. Eva Saalfrank, der Initiatiorin des Projektes „Netzwerk achtsame Sterbekultur", für wissenschaftliche und spirituelle Wegbereitung in die Arbeit mit sterbenden Menschen, Prof. Dr. Liz Nicolai für Anregungen zum systemisch-konstruktivistischen Denken und zum Thema Resilienz und unserer Lektorin Ulrike Landersdorfer vom Ernst Reinhardt Verlag für die ermutigenden Rückmeldungen.

Wir danken den Kollegen im Palliativbereich für Resonanz und Vertrauen, insbesondere Frank Schoeberl, Leiter des Hospizes Louise in Heidelberg, für Anregungen im Sinne integraler Zusammenarbeit. Den Betroffenen und ihren Angehörigen danken wir vor allem für ihre Bereitschaft, uns an ihrem Erleben teilhaben zu lassen.

Letztlich danken wir der Musik – unserer Schutzpatronin – mit einem Lied, das Franz Schubert, vertonte.

„An die Musik
Du holde Kunst, in wieviel grauen Stunden,
Wo mich des Lebens wilder Kreis umstrickt,
Hast du mein Herz zu warmer Lieb' entzunden,
Hast mich in eine beßre Welt entrückt!
In eine beßre Welt entrückt!
Oft hat ein Seufzer, deiner Harf'entflossen,
Ein süßer, heiliger Akkord von Dir
Den Himmel beßrer Zeiten mir erschlossen,
Du holde Kunst, ich danke dir dafür!

(Text: Franz von Schober, 1796–1882;
Musik: Franz Schubert; 1797–1828)

Zum Schluss eine Anmerkung hinsichtlich unseres sprachlichen Umgangs mit geschlechtsspezifischen Endungen: Wir erlauben uns eine transparente Willkür zwischen beispielsweise: Ärzte, Musiktherapeutin, Patient etc. und sprechen damit grundsätzlich Interessierte beiderlei Geschlechts an.

Thülsfelder Talsperre, Ostern 2009

Martina Baumann
Dorothea Bünemann

Einleitung

Martina Baumann & Dorothea Bünemann

„Musik ist von höchster Wichtigkeit, weil Rhythmus und Harmonie machtvoll in das Innerste der Seele dringen." *(Platon in Müller 2003, 66)*

„Die Sensation war, dass es so etwas wie eine neurobiologische Resonanz gibt. Die Beobachtung einer durch einen anderen vollzogenen Handlung aktivierte im Beobachter [...] ein eigenes neurobiologisches Programm, und zwar genau das Programm, das die beobachtete Handlung bei ihm selbst zur Ausführung bringen könnte." *(Bauer 2006, 24)*

Als Joachim Bauer, Internist, Psychiater und Facharzt für psychotherapeutische Medizin in dem Buch „Warum ich fühle, was du fühlst" das Geheimnis der Spiegelneuronen und der neurobiologischen Resonanz erklärte, hätte sich Platon sicher gefreut. Musik dringt nicht nur in das „Innerste der Seele", sondern wird sichtbar in unserem Gehirn. Wir können mit den sogenannten bildgebenden Verfahren (funktionelle Kernspintomographie und Positronen-Emissions-Tomographie, Bauer 2006, 24) beweisen, dass etwas Wunderbares geschieht, wenn wir Musik hören, vor allem dann, wenn wir etwas hören, das wir lieben, das uns erinnert, das uns zutiefst berührt. Wenn Musik erklingt, geschieht ein greifbares Feuerwerk neuronaler Vernetzung in unserem Gehirn; es geschieht Musik im Kopf (Spitzer 2004). Was wir als „dort draußen" hören, findet als Simultangeschehen in unserem Inneren statt und gerät (vor allem wenn wir gerne und freiwillig hin-hören-wollen) mit uns in Resonanz und wird ein Teil von uns, unser Gehirn spielt mit und unser Körper schwingt mit. Resonanz ist ein musikalischer Begriff. Er kommt aus dem lateinischen und bedeutet Wiedererklingen oder Zurückerklingen. Zugleich ist Resonanz ein physikalisches Phänomen: Pythagoras untersuchte schwingende Saiten und stellte fest, dass diese andere Saiten zum Mitschwingen und zum Mitklingen bringen können (Bauer 2006, 23).

„Frau B. welche Musik wollen Sie hören?" – „Spielen Sie einfach etwas Schönes." Hört ein körperlich schwerstkranker Mensch schöne Musik, und ist sie noch persönlich für ihn mit Gefühl gespielt, dann kann ein kleines Wunder geschehen – mitten im Alltag des Krankseins. Ein „Now-Moment", so werden in der Resonanzforschung diese wundersamen Momente genannt (Gindl 2002). Dieses Zusammenspiel von Schönheit und emotionaler Resonanz kann Leiden nicht verhindern. Es kann jedoch einen Raum des Berührtseins durch Schönheit hineinbringen in das Leid und für einen Augenblick die Menschen verändern – die Betroffenen und deren Begleiter. Andererseits kann auch noch so schöne Musik erschütternde Gefühle auslösen. Diese Gefühle können – aufgehoben in einem liebevollen Kontext – als heilsame Katharsis erlebt werden, um dann auf eine Weise wieder aufzubauen.

„Musik ist die erhabenste Kunst, weil sie jede Seele zu erschüttern vermag." (Haydn) Musiktherapie hat sui generis neben vielen anderen Möglichkeiten das Potential, in ein Erleben von Schönheit und zugleich von Erschütterung hineinzuführen. Dieses Wechselspiel begegnet uns intensiv in unserer beruflichen Praxis.

In diesem Buch beschreiben wir musiktherapeutische Ansätze mit lebensbedrohlich irreversibel erkrankten Menschen, ihren Angehörigen und Begleitern. Wir wenden uns an Musiktherapeutinnen, (Kirchen-)Musikerinnen, Psychologinnen, Ärztinnen, Pflegepersonal, Seelsorgerinnen, sonstige Berufsgruppen in Palliative Care, ehrenamtlich Tätige und Betroffene.

Zum Aufbau des Buches

Die ersten drei Kapitel nähern sich dem Thema Sterben von verschiedenen Richtungen aus an. In *Kapitel 1* wird veranschaulicht, dass es in der gesamten Musik eine Fülle von Beispielen gibt, in denen Sterben, Tod und Trauer be- und verarbeitet werden. *Kapitel 2* thematisiert aus medizinischen und psychologischen Blickwinkeln die Symptomatik und das Leiden irreversibel lebensbedrohlich erkrankter Menschen. Die onkologische Erkrankung als traumatisches Erleben und ihre unterschiedlichen Auswirkungen finden dabei besondere Berücksichtigung. *Kapitel 3* führt ein in die besondere Welt der Hospizarbeit und Palliativmedizin, genannt Palliative Care. Skizziert werden außerdem die musiktherapeutische Literatur und die Situation musiktherapeutisch Tätiger in diesem Bereich. Den Schluss des Kapitels bildet die ergebnisbezogene Darstellung der musiktherapeutischen Arbeit innerhalb des Forschungsprojektes „Netzwerk achtsame Sterbekultur" an der Universität Heidelberg.

Wie Musiktherapie im institutionellen Zusammenspiel gut gelingen kann, wird anhand theoretischer Grundannahmen und zahlreicher Beispiele aus der Praxis in *Kapitel 4* beschrieben. Musiktherapeutische Behandlungsaufträge als Mosaikstein des Zusammenspiels bilden den Abschluss des Kapitels.

Die folgenden zwei Kapitel behandeln methodische und praxisbezogene Themen. In *Kapitel 5* stellen wir unsere musiktherapeutischen Bausteine vor – genannt „Die Holy Seven". Eine Besonderheit stellt „Die Musik als Atmosphäre im öffentlichen Raum" dar. In *Kapitel 6* beschreiben wir in vielen Beispielen, wie unsere methodischen Ansätze in den Begegnungen mit alternden Menschen mit Kriegserinnerungen, dementiell Erkrankten, Angehörigen Betroffener und Künstlern Resonanz finden.

Unser Verständnis von Spiritualität in der Arbeit mit schwerstkranken und sterbenden Menschen wird in *Kapitel 7* vorgestellt. Wir beschreiben anschließend Situationen, in denen Lieder und Klänge spirituelles Erleben und spirituelle Ressourcen Sterbender und auch ihrer Begleiter fördern und unterstützen.

Hinter all den methodischen, praktischen, theoretischen Überlegungen und Annahmen sind wir in unserem direkten Umgang in ganz besonderer Weise herausgefordert. Die 8 hilfreichen Haltungen, die wir in *Kapitel 8* beschreiben, bilden den entscheidenden Hintergrund unserer musiktherapeutischen Arbeit in der Begleitung schwerstkranker und sterbender Menschen.

1 Sterben, Tod und Trauer in der Musik

Dorothea Bünemann

„Der Lindenbaum“
„Am Brunnen vor dem Tore,
Da steht ein Lindenbaum,
Ich träumt in seinem Schatten
So manchen süßen Traum.
Ich schnitt in seine Rinde
So manches liebe Wort.
Es zog in Freud und Leide
Zu ihm mich immer fort.

Ich musst auch heute wandern
Vorbei in tiefer Nacht
Da hab ich noch im Dunkel
Die Augen zugemacht.
Und seine Zweige rauschten,
Als riefen sie mir zu:
Komm her zu mir, Geselle
Hier find'st du deine Ruh'!

Die kalten Winde bliesen
Mir grad' ins Angesicht,
Der Hut flog mir vom Kopfe,
Ich wendete mich nicht.
Nun bin ich manche Stunde
Entfernt von jenem Ort.
Und immer hör' ich's rauschen
Du fändest Ruhe dort.“

(Text: Wilhelm Müller, Melodie: Franz Schubert)

Herrn P. geht es sehr schlecht, er atmet ungleichmäßig, seine Augen schauen mich angstvoll an. Seine Lebensgefährtin, die ihn liebevoll begleitet, bittet mich, für ihn den Lindenbaum, eines seiner Lieblingslieder zu singen. Beim Singen der ersten Zeilen schaut Herr P. aufmerksam zu mir herüber und lehnt sich langsam zurück. „Da hab ich noch im Dunkel die Augen zugemacht.“ Herr P. schließt seine Augen und formt

mit seinen Lippen den Text mit. Am Ende der dritten Strophe: „und immer hör' ich's rauschen du fändest Ruhe dort" ist die Stimmung im Raum so merkwürdig und eindrücklich ruhig, als könne jederzeit sein Leben zu Ende gehen.

Der Lindenbaum ist eines der berühmtesten deutschen Volkslieder, welches Franz Schubert in seinem Liederzyklus „Die Winterreise" nach dem Text von Wilhelm Müller am Ende seines Lebens (1827) als Kunstlied komponiert hat und das in volksliedhafter Version nach F. Silcher sehr viel Verbreitung gefunden hat. Dieses Lied, das sich thematisch auf Abschied, Sterben und Tod bezieht, wird erfahrungsgemäß im Palliativbereich insbesondere von älteren Menschen außerordentlich oft gewünscht und je nach Situation auch mitgesungen.

Von je her ist die Musik eines der künstlerischen Ausdrucksmittel schlechthin, das Zugang zu Emotionen schafft. „Unter den Emotionen ist es vor allem die Trauer, das Weinen, für das sich die Musik in besonderer Weise zuständig fühlt." (Leopold 2008, 3) Es gibt in der gesamten Musik eine unendliche Fülle von Beispielen, in denen Sterben, Tod und Trauer be- und verarbeitet werden. Um einige Beispiele zu nennen: die Passionen von Johann Sebastian Bach, „Ein Deutsches Requiem" von Johannes Brahms, der Trauermarsch von Frederic Chopin, aus der Klaviersonate Op. 35 b-moll, „Der Schwan von Tuonela" von Jean Sibelius etc. Viele – deutsche – Volkslieder haben das Thema Sterben, Tod und Trauer zum Inhalt („In einem kühlen Grunde", „Im schönsten Wiesengrunde", „Wahre Freundschaft soll nicht wanken" etc.); ebenso wie Chansons (z. B. „Ne me quitte pas, Jacques Brel), Schlager (z. B. „Abschied ist ein scharfes Schwert", Roger Whittaker), Pop / Rock (z. B. „Tears in heaven" von Eric Clapton; „Der Weg" von Herbert Grönemeyer) und Filmmusik (z. B. Filme wie „Spiel mir das Lied vom Tod" oder „Schindlers Liste"). Nahezu jede Musikgattung kann Beispiele für den Ausdruck von Sterben, Tod und Trauer bereithalten.

Die Musik kann auch als Trösterin dienen, indem sie Gefühle ausdrückt, übermittelt und oftmals überhaupt erst zugänglich macht. Walter Bräutigam, der Heidelberger Psychosomatiker, beschrieb 1982 in einem Vortrag anlässlich der Einweihung der ersten Psychosomatischen Tagesklinik in der Bundesrepublik Deutschland in Bielefeld am Beispiel von Trauerbewältigungsritualen in Italien, welches der häufigste Hintergrund psychosomatischer Leiden in Deutschland sei: unverarbeitete Trauer.

„In unserer modernen Gesellschaft wird Trauer und der Ausdruck von Trauer mehr und mehr an den Rand der Wahrnehmung gedrückt, institutionalisiert und Fachleuten zur Versorgung und Betreuung übergeben." *(Jerneizig in Lang et al. 2006, 216)*

Der Trend in unserer Kultur geht dahin, das Erleben der Trauer und die Trauerverarbeitung an Experten, Selbsterfahrungs- und Trauerritualgruppen zu adressieren. (Jerneizig in Lang et al. 2006) Im alltäglichen mitmenschlichen Umgang hat die Trauer wenig Platz. Hingegen kann die Musik, ob rezeptiv-empfangend oder aktiv-ausdrückend, ein Vehikel sein, Emotionen und Gedanken, die mit Trauer verbunden sind, Raum zu geben, für sich allein oder in der Gemeinschaft.

Musik als schöpferische, sinngebende Bewältigung von Trauer

Weltweit gibt es Rituale, in denen die Verarbeitung von Trauer und Verlust durch Trauergesänge praktiziert wird, wie z. B. bei den Maoris in Neuseeland, den Indios in Südamerika, bei Volksgruppen in Griechenland, Ungarn, Rumänien und Russland. Interessant ist die Tatsache, dass sich die Formen vokaler Klagelieder weltweit ähneln. (Bossinger 2006)

„Bedenklich sollte es uns meines Erachtens stimmen, dass solche Formen gemeinschaftlicher Trauer-Gesangs-Rituale in westlichen Gesellschaften weitgehend ausgestorben sind." *(Bossinger 2006, 92)*

Es gibt in der westlichen Kultur jedoch eine Fülle von Beispielen, in denen ihre „Schöpfer" anlässlich des Todes eines ihnen nahe stehenden Menschen ihre Trauer ausgedrückt haben. Eric Clapton z. B. schrieb und sang den Song „Tears in heaven", nachdem er seinen kleinen Sohn verloren hatte; Herbert Grönemeyer's Lied „Der Weg" entstand vor dem Hintergrund des Todes seiner Frau. Auch in der klassischen Musikliteratur finden sich Beispiele für Werke, die aus Verlusterfahrungen heraus komponiert wurden. Die Bachkantate „Gottes Zeit ist die allerbeste Zeit", auch Actus tragicus genannt, entstand – vermutlich – zum Gedenken an seinen Onkel, der für Johann Sebastian Bach Vaterersatz war und den er, 22-jährig, verlor. Vor allem „lässt er in der Sonatina durch ‚misstönende' Tonwiederholungen der Flöten die schmerzliche Wiederkehr desselben Gedankens im Sterbeprozess spürbar werden" (Heymel 2006, 105). Leos Janacek komponierte die „Elegie" nach dem Tod seiner Tochter.

Bekannt sind auch Musikstücke, die anlässlich des Todes berühmter Menschen komponiert oder auch neu arrangiert wurden. Paul Hindemith schrieb

1936 die Trauermusik für Bratsche und Orchester anlässlich des Todes von König Georg V von England, Witold Lutoslawski schrieb seine Trauermusik in Memoriam Bela Bartok 1958, und Krzysztof Penderecki widmete den Opfern von Hiroshima sein Werk „Threni". Elton John sang sein (ursprünglich Marylin Monroe gewidmetes) Lied „Candle in the wind", nunmehr als „Goodbye England's Rose" bekannt, im Begräbnisgottesdienst für Diana, Princess of Wales, 1997. So trivial es klingen mag: Elton Johns persönliches Abschiedslied, „in dem Millionen andere Menschen ihre Gefühle der Trauer [...] wiederfanden" (Heymel 2006, 207), steht exemplarisch für die enorme Wirkung, die Trauermusik auslösen kann – vor allem in der Erfahrung des gemeinsamen Erlebens.

Ob die Musik, die oben beschrieben wurde, Menschen in Trauer- und Abschiedsprozessen erreicht und als gar unterstützend, begleitend erlebt wird, hängt sehr von individuellen Erfahrungen und Hörgewohnheiten ab. „Trauermusik" kann dem Hörenden, den Betroffenen ihr emotionales Erleben spiegelnd wiedergeben, in vielleicht kindlicher Weise ausgedrückt: „Die Musik versteht mich". Sie vermag aber auch mögliche innere Starre aufzuweichen und Gefühle auszulösen. Die Umgebung, in der die Musik gehört wird, trägt ebenso zum Verarbeiten bei (z. B. auf MP3-Player in der S-Bahn, allein auf der Wohnzimmercouch, gemeinsam im Konzertsaal oder im Trauergottesdienst). Das Erleben der „Trauermusik" kann wie das Erleben von Trauer zurückgezogen im privaten Raum oder in der Gemeinschaft vollzogen werden.

Die Musik als Trösterin birgt ein großes Potential in sich. Ob die „Trauermusik" tröstende Wirkung hat, kann allerdings nur individuell beantwortet werden.

„Musik kann trösten, wenn in ihr etwas erklingt, was die Person des Leidenden an einen Ort außerhalb seiner selbst versetzt, wo er oder sie ein neues Verhältnis [...] zu sich selbst gewinnen und wieder aufatmen kann."
(Heymel 2004, 337)

Wann und welche Musik für Betroffene, Trauernde tröstend erlebt werden kann, lässt sich nur beantworten, „wenn verschiedene Faktoren des individuellen Musikerlebens und der individuellen Trauerverarbeitung berücksichtigt werden. Es gibt keine musikalische ‚Hausapotheke', aus der man Trauermusik nach Rezept verschreiben kann." (S. 351)

Zum Schluss ein paar Zeilen einer Betroffenen, die ihr Erleben von Musik als Trösterin eindrucksvoll formuliert:

„Es gibt keine einsamen und schwierigen Stunden ohne Musik als meinen Gefährten und Tröster." „Musik ist auch meine Verbindung zu ihm (ihrem Mann, Anmerkung der Verfasserin) [...] die nicht wehtut." „Die Musik kann den Schmerz nicht zum Verschwinden bringen, aber sie lindert ihn und macht ihn erträglich." „Musik verlässt Dich nie, aber Du kannst Dich ganz in ihr verlieren ohne Angst, vernichtet zu werden." *(Munro 1986, 9)*

2 Symptomatik und Leiden unheilbar erkrankter Menschen

Dorothea Bünemann

Sterben ist keine Krankheit und der Tod ist kein Versagen. Tod und Sterben sind Gewissheiten und Grundbedingungen unserer menschlichen Existenz. Gleichwohl ist Sterben oft verbunden mit Kranksein. Gegenstand dieses Kapitels ist es, die häufigsten Leiden der Menschen darzustellen, die aus dieser Situation erwachsen. Unheilbar erkrankte Patienten erfahren in der Regel einen langen Leidens- und Entwicklungsprozess. Sie haben viel Zeit und die Möglichkeit, sich mit ihrem manchmal zu frühen Tod auseinander zu setzen. Unheilbare Erkrankungen können als Lebenskrisen und gleichzeitig als Entwicklungschancen am Ende des Lebens betrachtet werden. Beides gilt es zu achten. In diesem Kapitel wird besonders auf die körperlichen und seelischen Krisen der irreversibel lebensbedrohlich erkrankten Menschen eingegangen.

Die Hauptdiagnosen der Erkrankten sind vor allem Krebs, AIDS und ALS (amyotrophe Lateralsklerose, eine Krankheit mit fortschreitenden Lähmungserscheinungen). Viele körperliche Symptome können im Krankheitsverlauf sterbender Menschen auftreten, wie zum Beispiel:

- Schmerzen (70,3 %),
- Mundtrockenheit (67,5 %),
- Anorexie (60,9 %),
- Schwäche (46,8 %),
- Verstopfung (44,7 %),
- Luftnot (42,3 %),
- Übelkeit (36,2 %),
- Schlaflosigkeit (34,2 %),
- Schwitzen (25,3 %),
- Schluckbeschwerden (23,2 %),
- urologische Symptome (21,3 %),
- neuropsychiatrische Symptome (19,8 %),
- Erbrechen (18,5 %),
- Diarrhoe (7,6 %).

(Aulbert 2008, 24)

Neben den körperlichen Symptomen oder vielmehr in Wechselwirkung mit ihnen können sich psychische Symptome entwickeln:

- Depressionen,
- Angst,
- Kognitive Störungen.

Das Risiko, eine psychische Störung zu entwickeln, steigt bei Patienten mit progredient verlaufender Erkrankung. 25 % aller Krebspatienten weisen depressive Symptome auf, die Prävalenz steigt bei Patienten mit fortgeschrittener Erkrankung auf 77 %. (Breitbart et al. 1998b) Bei schwer erkrankten Krebspatienten wurden Angststörungen mit einer Häufigkeit von 15 % bis 28 % gefunden. (Kerrihard et al. 1999) Hinsichtlich kognitiver Störungen (wie z. B. Demenz, organisches amnestisches Syndrom, organisch bedingtes Delir) liegt die Prävalenz zwischen 25 % und 40 %, im Endstadium der Erkrankung bei bis zu 80 % (Massie et al. 1983; Bukberg et al. 1984). Hervorzuheben ist, dass Patienten mit Schmerzen ein doppelt so hohes Risiko für psychische Störungen aufweisen wie Patienten ohne Schmerzen (Ahles et al. 1983; Breitbart et al. 2003).

Cicely Saunders, die Begründerin der Hospizbewegung, prägte den Begriff „total pain". Er beschreibt den Zustand umfassender körperlicher und seelischer Schmerzen, den unheilbar Erkrankte erleiden. Diese komplexe Form des Schmerzerlebens führt zum „existentiellen Daseinsbewusstsein, zum Erfassen der Realität, zum Umgang mit dem Unumgänglichen und zur erforderlichen Trennungsarbeit" (Müller 2006, 386). „Total pain" als globaler Schmerz kann als Summe der Interaktionen der körperlichen, seelischen, sozialen, geistigen und spirituellen Ebenen verstanden werden. Dieses intensive Erleben und Erleiden nimmt auch Einfluss auf die Schmerzwahrnehmung und die Schmerzverarbeitung und erfordert aus therapeutischer Sicht zum einen eine differenzierte medikamentöse Behandlung zum anderen auch eine individuell ausgerichtete psychosoziale und, wenn gewünscht, spirituelle Begleitung.

Viele schwerstkranke und sterbende Menschen erleben in ihrem Prozess auch die antizipatorische Trauer. Diese beschreibt das Trauern um den Verlust des Lebens. Sie kann zu einem tiefen Gefühl von Resignation führen und einen sozialen Rückzug zur Folge haben, ist aber auch Teil eines produktiven Abschiedsprozesses.

„Mut und Akzeptanz der Vergänglichkeit des menschlichen Lebens, Hoffnung auf ein Wunder oder Vermeidung jeglicher Betrachtung der realen Situation unter der Vorgabe, das Leben würde weitergehen, stellen einige Beispiele für unterschiedliche Formen der Bewältigungsstrategien dar."
(Murillo et al. 2006, 70)

Der seelische Prozess des Sterbens angesichts des bevorstehenden Todes wurde erstmalig von Elisabeth Kübler-Ross 1969 beschrieben. Anhand von Interviews mit über 200 sterbenden Menschen entwickelte sie eine viel diskutierte Systematik der Sterbeprozesse, die kurz skizziert wird:

- Nichtwahrhabenwollen und Isolierung,
- Zorn,
- Verhandeln,
- Depression,
- Zustimmung.

Zu erwähnen ist, dass Kübler-Ross die Phasen nicht als zwangsläufig chronologisch verlaufend versteht, sondern dass einzelne Phasen wiederholt, gleichzeitig auftreten können oder gar ausgelassen werden.

Bei allem Bemühen um eine „Systematisierung des Sterbens": es gibt kein standardisiertes Sterben; jeder Patient stirbt individuell auf seine Art und Weise – und trotzdem ist von Mustern oder Strukturen die Rede.

„Diese Phase des Abschiednehmens und Weggehens ist nicht nur die Terminalphase eines Lebens, sondern häufig die wichtigste Phase des Lebens. Gleichzeitig ist sie häufig der schwierigste Abschnitt im Leben, weil sie so unbekannt und ohne Lebenserfahrung ausgestattet ist." *(Heußner 2006, 17)*

Die unheilbare, lebensbedrohliche Erkrankung – ein traumatisches Erleben

Die traumatischen Folgen einer lebensbedrohlichen Erkrankung fanden bis vor wenigen Jahren in der klinischen Forschung wie in der psychotherapeutischen Behandlung wenig Beachtung. Laut ICD-10, dem in Deutschland favorisierten Klassifikationssystem, wird ein psychisches Trauma definiert als „ein belastendes Ereignis, also eine Situation außergewöhnlicher Belastung […] (kurz oder lang anhaltend), die bei fast jedem eine tiefe Verzweiflung hervorrufen würde" (Dilling et al. 1993, 169). Erst in der letzten Version des DSM-IV (Diagnostic and Statistical Manual of Mental Disorders, Saß et al. 2003) wurden lebensbedrohliche Erkrankungen als traumatische Stressoren aufgenommen. Zu den traumatischen Stressoren werden laut DSM IV folgende Ereignisse subsummiert: kriegerische Auseinandersetzungen, gewalttätige Angriffe auf die eigene Person, Natur- oder durch Menschen verursachte Katastrophen, schwere Autounfälle oder die Diagnose einer lebensbedrohlichen Krankheit (Saß et al. 2003). An Krebs erkrankte Menschen berichten:

„zuerst unklare Symptome, dann der Schock der Diagnose. Und ohne sich erholen zu können, folgen die Belastungen durch die Behandlungen, Operationen, Chemo-, Strahlen- und Hormontherapie, und die damit verbundenen Veränderungen des Aussehens, extreme körperliche Schwäche, [...] gefolgt von der ständig drohenden Gefahr eines Rezidivs und der akuten Todesgefahr" *(Pröpper 2008, 39).*

Diese potentiellen traumatischen Stressoren können sich über Jahre erstrecken. Aufgrund dieses Prozesses kann von Traumaketten bzw. von einem sequentiellen Trauma gesprochen werden. Vor allem die Mediziner als Überbringer existenziell bedrohlicher Nachrichten und Initiatoren oftmals invasiver Behandlungen tragen erheblich dazu bei, wie die Betroffenen die traumatische Situation erleben und verarbeiten. Die Notwendigkeit, hierfür Unterstützung in Gesprächsführung zu bekommen, wird heute in der Schulmedizin zusehends wahrgenommen und auch entwickelt.

Die Definition von Traumata beinhaltet eine traumatische Reaktion, die durch einen traumatischen Stressor von außen einwirkt. Dieses ist bei einer Krebserkrankung nicht der Fall: die Gefahr, die Bedrohung kommt von innen. So wird der eigene Körper zum Feind. Der nahe liegende Impuls, in Anbetracht der Bedrohung zu fliehen, kann nicht ausgeführt werden, denn es ist unmöglich, sich vor sich selbst in Sicherheit zu bringen. So kommt es oftmals zur Spaltung zwischen Körper und Seele. Die Krankheit und somit der Körper wird als Aggressor von außen erlebt und bekämpft – als Bewältigungsstrategie. Aus psychotherapeutischer Sicht ist es erforderlich, diese Prozesse zunächst einmal zu verstehen und zu respektieren, damit später im Sinne der Integration beide Seiten wieder zusammengeführt werden können. Neben den externalen Attributionen finden sich immer wieder Beispiele, dass Erkrankte sich selbst die Schuld geben, und somit internal attribuieren. Dann „entsteht die Spaltung zwischen Selbst und Körper und die Bedrohung wird wie ein Angriff von außen erlebt, nur die Schuldfrage wird anders geklärt" (Pröpper 2008, 40).

Wie letztlich die Betroffenen die vielfältigen Stressoren verarbeiten, hängt von vielen Faktoren ab. Nicht alle entwickeln eine PTBS (Posttraumatische Belastungsstörung). Aus der Psychotraumatologie ist bekannt, dass „manche relativ unbeschadet überleben, andere einen physischen und psychischen Zusammenbruch erleiden, wieder andere eine Persönlichkeitsstörung entwickeln und bei einer weiteren Gruppe frühere Belastungen an die Oberfläche zurückkehren" (Pröpper 2008, 41).

In diesem Zusammenhang stellt sich die Frage nach Vulnerabilitäts- und nach protektiven Faktoren, d. h. welche verletzlichen Anteile das subjektive Krankheitserleben verstärken und welche Schutzmechanismen der Betroffene bereithält. In Kürze sei hier erwähnt, dass ein Trauma dem Individuum abverlangt, sein Gleichgewicht wieder zu erlangen, indem es die traumatische Erfahrung integriert.

„Man könnte aber auch sagen, dass der menschlichen Anpassungsfähigkeit kaum Grenzen gesetzt sind, aber manche Menschen aus bestimmten Gründen besonders verletzlich sind und deshalb mit der Bewältigung bestimmter Erfahrungen überfordert sind." (Butollo et al. 1998, 89)

Patienten in Palliative Care sind körperlich und seelisch sehr belastet (traumatisiert) und fühlen sich häufig in ihrem Selbstwert angegriffen. Jedoch nicht alle entwickeln eine posttraumatische Belastungsstörung. Sie sind hinsichtlich ihrer Bewältigungsstrategien sehr heterogen, abhängig von ihrer Persönlichkeit, ihren Ressourcen und Erfahrungen im Umgang mit kritischen Lebensereignissen.

„Die Spanne von aktiver Bewältigung, versöhnlichem Abschiednehmen, Angstzuständen, sprachlosem Rückzug bis hin zu suizidalen Krisen ist sehr groß." *(Bünemann 2009, 94)*

In diesem Kapitel wurde das Leiden der lebensbedrohlich Erkrankten in seinen vielfältigen Dimensionen beschrieben. Dadurch könnte der Eindruck entstehen, dass die betroffenen Patienten ausschließlich aus Krankheiten und Störungen bestehen. Bei allem, was sie an Leid, Schmerz, Angst, Depressionen und vielem mehr erfahren müssen: Sie leben, haben Bedürfnisse, sind – fast – bis an ihr Lebensende kommunikationsfähig und vermögen so uns zu lehren, was sie bereits wissen, und für uns Begleitende ein Niemandsland ist.

3 Palliative Care und Musiktherapie

Dorothea Bünemann und Martina Baumann

In der kurativen Medizin steht die Heilung, Lebenserhaltung bzw. Lebensverlängerung im Vordergrund. Der Tod eines Patienten gilt in manchen medizinischen Bereichen nach wie vor als „Versagen" der ärztlichen Kunst. Die Palliativmedizin fokussiert hingegen auf die Linderung von Leiden und richtet sich an Menschen, deren Erkrankung fortschreitend und unheilbar zum Tode führt. „Palliative Care" (Palliative Medizin, Pflege und Begleitung) entspricht einer Haltung („Attitude") und Behandlung, welche die Lebensqualität von Patienten und ihren Angehörigen verbessern soll, wenn eine lebensbedrohliche Krankheit vorliegt. Sie erreicht dies, indem sie Schmerzen und andere physische, psychosoziale und spirituelle Probleme frühzeitig und aktiv sucht, immer wieder erfasst und angemessen behandelt (Hospiz-Führer, 97, 1998, 17). Erstmalig wurde 1990 der Begriff Palliative Care von der Weltgesundheitsorganisation WHO definiert und erfuhr 2002 eine Überarbeitung, die gegenwärtig Gültigkeit hat. Das Angebot bezieht sich auf „Symptomkontrolle, Rehabilitation, Betreuung in der Terminalphase, Beratung und Unterstützung der Familie, Betreuung zu Hause, im Tageshospiz oder im stationären Bereich, Begleitung in der Trauerphase durch das multiprofessionelle Team" (Bausewein et al. 2007, 2).

Das herausragende Ziel von Palliative Care ist es, für die Betroffenen eine möglichst hohe Lebensqualität bis zum Tod zu erreichen. „Nicht dem Leben mehr Tage hinzufügen, sondern den Tagen mehr Leben geben" (frei nach C. Saunders).

Zur Geschichte von Palliative Care

Die moderne Hospizbewegung entstand Mitte des 20. Jahrhunderts und wurde maßgeblich durch Cicely Saunders, Krankenschwester, Sozialarbeiterin und Medizinerin, initiiert. Die Palliativmedizin wurde aus der Hospizbewegung heraus entwickelt, der Begriff Palliative Care durch Balfour Mount, den ärztlichen Direktor der ersten Palliativstation eines Krankenhauses in Montreal, geprägt.

- 1967 gründete C. Saunders das St. Christopher's Hospice in London.
- 1975 wurde die erste Palliativstation weltweit am Royal Victoria Hospital in Montreal eingerichtet.

Zur Entwicklung von Palliative Care in Deutschland

- 1983 entsteht unter der Leitung von Prof. Dr. Pichlmaier die erste Station bundesweit mit 5 Betten an der Universitätsklinik Köln.
- 1984 bildet Prof. Student an der Evangelischen Fachhochschule Hannover die Arbeitsgruppe „zu Hause sterben".
- 1986 wird in Aachen durch die Initiative von Pater Paul Türks das „Haus Horn", ein Hospiz mit 53 Betten, gegründet, das von der Ordensgemeinschaft „Oratorium des hl. Philipp Neri" geleitet wird.
- 1990 wird am Malteser Krankenhaus in Bonn unter der Leitung von Prof. Klaschik eine Palliativstation eröffnet.
- 1992 bietet NRW als erstes Bundesland Anlaufstellen zur Pflege Sterbender, Hospizarbeit und Angehörigenbegleitung in Bonn und Münster an. Im selben Jahr wird die Bundesarbeitsgemeinschaft Hospiz e.V. zur Förderung von ambulanten, teilstationären und stationären Hospizen und Palliativmedizin (BAG) als bundesweite Interessenvertretung gegründet.
- 1994 wird die Deutsche Gesellschaft für Palliativmedizin e.V. (DGP) gegründet.
- 1995 erarbeitet die BAG Hospiz zusammen mit einer Arbeitsgruppe am Bundesministerium für Arbeit und Sozialordnung bundesweite Empfehlungen hinsichtlich Vorbereitungskursen für ehrenamtliche Hospizhelfer.
- 1997 wird der neue § 39a SGB V als Rechtsgrundlage für die Subventionierung von stationären Aufenthalten in Hospizen durch die gesetzlichen Krankenkassen implementiert.
- 2001 wird ein neues Gesetz zur Förderung ambulanter Hospizarbeit verabschiedet. Mittels dieses Gesetzes wird den gesetzlichen Krankenkassen die Bezuschussung ambulanter Hospizarbeit zugewiesen.

Für Sterbenskranke ist somit ein Netzwerk geschaffen worden, in dem palliativmedizinische und palliativpflegerische Tätigkeiten durch hauptamtliche Mitarbeiter und die psychosoziale Begleitung durch ausgebildete ehrenamtliche Hospizhelfer gemeinsam geleistet werden (Kern 2006).

In den letzten 13 Jahren hat eine enorme Entwicklung hinsichtlich der palliativen Versorgung stattgefunden: Von 1996 bis 2008 hat sich die Zahl der stationären Einrichtungen mehr als verfünffacht. Im ambulanten Bereich stieg die Zahl von 451 im Jahr 1996 auf 1.500 im Jahr 2008 an (DHPV 2008). Weitere palliativmedizinsche Einrichtungen und Hospize sind im Aufbau begriffen. Es ist offensichtlich, dass die Palliativmedizin mittlerweile im Gesundheitswesen eine fest verankerte Größe darstellt. Nun geht es aber verstärkt darum, die dort gesammelten Erfahrungen und Ansätze in die traditionelle Versorgung in den Krankenhäusern und Pflegeheimen zu implementieren (Rest 2006), was nicht zuletzt aus ökonomischer Sicht Fragen aufkommen lässt. Doch sei an dieser Stelle gesagt, dass das Sterben in einem Hospiz oder auf einer Palliativstation in Anbetracht der umfassenden Begleitung und nicht in Anbetracht des Leidens ein „Sterben de luxe" ist, und bislang einer Minderheit sterbender Menschen vorbehalten bleibt.

Die wichtigsten Leitsätze der Hospizarbeit und Palliativmedizin

Palliative Care

- lindert Schmerzen und andere belastende Beschwerden,
- bejaht das Leben und erachtet das Sterben als normalen Prozess,
- will den Tod weder beschleunigen noch verzögern,
- integriert psychische und spirituelle Aspekte,
- unterstützt die Patienten, so lange wie möglich aktiv zu bleiben,
- unterstützt die Angehörigen, die Krankheit des Patienten und die eigene Trauer zu verarbeiten,
- arbeitet interdisziplinär, um den Bedürfnissen von Patienten und Angehörigen gerecht zu werden,
- verbessert die Lebensqualität und kann so positiven Einfluss auf den Krankheitsverlauf nehmen,
- kann frühzeitig in der Erkrankung angewendet werden in Kombination mit lebensverlängernden Massnahmen, wie beispielsweise Chemo- und Radiotherapie,
- beinhaltet auch die notwendige Forschung, um Beschwerden oder klinische Komplikationen besser verstehen und behandeln zu können.

(World Health Organisation Report on Palliative Care (WHO))

Die Entwicklung und Umsetzung der Palliativversorgung gliedert sich in drei Bereiche:

Der *ambulante Hospizdienst* (AHD) hat zum einen den Anspruch, sich um die häusliche Versorgung Schwerstkranker und Sterbender und die Begleitung und Entlastung der Angehörigen zu kümmern. Diese Begleitung wird zum erheblichen Teil von geschulten ehrenamtlich Tätigen mitgetragen.

Im *Hospiz* werden schwerstkranke Menschen mit einer begrenzten Lebenserwartung in der Regel bis zu ihrem Tod begleitet. Die palliative Pflege, die Schmerztherapie und die Symptomkontrolle stehen im Vordergrund, eng verwoben mit psychosozialer und spiritueller Betreuung. Die medizinische Betreuung wird von Hausärzten, Schmerztherapeuten oder Palliativmedizinern durchgeführt. Ein Hospiz ist weniger eingebettet in Routinen, wie sie aus Kliniken bekannt sind. „Ein Hospiz ist eine Intensivstation und zugleich eine Wohngemeinschaft", wie es der Leiter eines Hospizes humorvoll formulierte.

Eine *Palliativstation* hingegen ist eine eigenständige, in eine Klinik integrierte Station. Im Sinne einer Krisenintervention behandelt sie Patienten, die unheilbar erkrankt sind und deren Lebenserwartung begrenzt ist. Sie bietet die bestmögliche medizinische Versorgung im palliativen Sinn (z. B. Chemotherapie, operative Eingriffe etc. zur Symptomkontrolle und Schmerztherapie).

Musiktherapie in Palliative Care

So manche Veröffentlichungen haben in Fachkreisen dazu beigetragen, dass Musiktherapie mit schwerstkranken und sterbenden Menschen als wertvolles Verfahren anerkannt ist. Die kanadische Musiktherapeutin Susan Munro hat bereits 1986 ihre musiktherapeutische Arbeit mit Sterbenden veröffentlicht. In ihrem Buch „Musiktherapie bei Sterbenden" beschreibt Munro ihre vielfältigen und vielschichtigen Erfahrungen in der ambulanten und stationären musiktherapeutischen Arbeit in Palliative Care in Montreal. Sie leistete somit musiktherapeutische Pionierarbeit in der „ersten Stunde" der Palliativmedizin und legte einen Grundstein für das Selbstverständnis musiktherapeutischen Wirkens in eben diesem Kontext. Die Musik- und Psychotherapeutin Monika Renz fokussiert in ihrem Buch „Zeugnisse Sterbender" (2001) unter anderem auf die Bedeutung und Wirkkomponenten der musiktherapeutisch-spirituellen Begleitung – auf der Grundlage der Analytischen Psychologie Carl Gustav Jungs.

Auch in Fachbüchern und Fachzeitschriften finden sich Erfahrungsberichte (Heinze 2005, Aldridge 2000, Delhay 2008, Sutter / Wormit 2007); Diplomarbeiten wurden zu dem Thema geschrieben (z. B. Pfefferle 2003). Seit 2006 existiert eine „Arbeitsgemeinschaft der Musiktherapeutinnen und Musiktherapeuten in der Onkologie", die sich auch mit dem musiktherapeutischen Einsatz am Lebensende beschäftigt. Den meisten Publikationen liegt bei aller Unterschiedlichkeit die Annahme und Erkenntnis zugrunde, dass Musiktherapie

- die körperlich-sinnliche Ebene,
- die kommunikative Ebene,

- die seelische Ebene und
- die spirituelle Ebene

im Rahmen einer tragfähigen, vertrauensvollen Beziehung berührt. Indikationen für die musiktherapeutische Arbeit ergeben sich aus den Beschreibungen der vielfältigen Symptome aus medizinischer und psychologischer Sicht, wie in Kapitel 2 dargestellt:

- Schmerzen,
- Angst,
- Depression,
- Atembeschwerden,
- Schlaflosigkeit,
- Kommunikationsprobleme,
- Schwierigkeiten hinsichtlich der Krankheitsverarbeitung.

Unsere Erfahrungen lehren uns, dass wir die individuellen Indikationsstellungen im Hintergrund bereithalten. Jedoch lassen wir uns vor allem vom Augenblick der Begegnung, den Bedürfnissen der Patienten und insbesondere ihren „Behandlungsaufträgen" leiten, auf die in Kapitel 4 gesondert eingegangen wird.

Hinsichtlich der methodischen Vorgehensweisen werden sehr unterschiedliche Ansätze dargestellt, denen gemeinsam ist, dass sowohl die aktive als auch die rezeptive Musiktherapie als übergeordnete Verfahren zur Anwendung kommen. Musiktherapie war und ist bislang ein fakultatives Angebot zumeist auf Honorarebene und zugleich auf sehr beschränkter Stundenbasis.

Interessanterweise wird im OPS (Operationen- und Prozedurenschlüssel)) palliative Komplexbehandlung wie folgt beschrieben:

„Einsatz von mindestens zwei der folgenden Therapiebereiche: Sozialarbeit/Sozialpädagogik, Psychologie, Physiotherapie, künstlerische Therapie (Kunst- und Musiktherapie), Entspannungstherapie, Patienten-, Angehörigen- und/oder Familiengespräche mit insgesamt mindestens sechs Stunden pro Patient und Woche in patientenbezogenen unterschiedlichen Kombinationen." *(Deutsches Institut für Medizinische Dokumentation und Information 2008, 8–982)*

Damit ist Musiktherapie als künstlerisches Verfahren auch institutionell in Palliativeinrichtungen anerkannt und kann als Leistung abgerechnet werden. Doch von der offiziellen Zuordnung und relativen Akzeptanz der Musiktherapie zu einer nachhaltigen und selbstverständlichen institutionellen

Integration bedarf es weiterer förderlicher – nicht zuletzt ökonomischer – Inter- und Subventionen.

Musiktherapie im Forschungsprojekt „Netzwerk achtsame Sterbekultur"

Martina Baumann

Mein musiktherapeutisches Arbeiten mit schwerstkranken und sterbenden Menschen begann mit einem Forschungsauftrag als Musiktherapeutin und wissenschaftliche Mitarbeiterin am Institut für medizinische Psychologie der Medizinischen Fakultät der Universität Heidelberg. Das von der deutschen Krebshilfe finanzierte Projekt „Netzwerk achtsame Sterbekultur" fokussierte auf die Bedürfnisse und Anliegen der Begleiter sterbender Menschen und heißt „Psychosoziale und spirituelle Kompetenz in der Begleitung schwerstkranker und sterbender Menschen". Wichtiges Anliegen war es, innerhalb des Universitätsklinikums und anliegender nicht universitärer klinischer Einrichtungen im Raum Heidelberg und Umgebung zu evaluieren, wo und unter welchen Bedingungen sterben Menschen in den Einrichtungen, und welche spirituellen und psychosozialen Bedürfnisse haben diejenigen, die in der Begleitung schwerstkranker und sterbender Menschen tätig sind. Hierbei war es unsere Absicht, sowohl mit Stationen der Universitätsklinik als Vertreter der High-Tech-Medizin als auch mit den „Inseln", also den Hospizen und Palliativstationen, zusammenzuarbeiten.

Ein Ziel sollte sein, die positiven Erkenntnisse und Errungenschaften der „Inseln" in die Lehre für medizinische Psychologie und somit in die Ausbildung von angehenden Ärzten einfließen zu lassen. Eine andere Intention bestand darin, neben Ärzten, Pflegenden, Seelsorgern, psychosozialen Begleitern, betroffene Angehörige zu erreichen und im Austausch mit ihnen heraus zu finden, welche Bedingungen sie brauchen, um Schwerstkranke menschlich und würdevoll zu begleiten. In diesem Zusammenhang wurden neben Studentenseminaren auch vielfältige Veranstaltungen, Kurse und eine Vorlesungsreihe zum Thema „Heilsame Rituale im Umgang mit Sterben und Tod" angeboten. Die Resonanz auf diese Veranstaltungen wurde jeweils mit Methoden der qualitativen Sozialforschung evaluiert. Es wurde ein Netzwerk ins Leben gerufen, an dem sich Begleiter Sterbender aus den verschiedenen Einrichtungen beteiligen sollten, um sich weiter zu bilden, Anliegen auszutauschen und miteinander in Verbindung zu sein. Aus diesem Grund nannten wir unser Projekt kurz „Netzwerk achtsame Sterbekultur".

In diesem Kontext wurde die Idee entwickelt, die verschiedenen Möglichkeiten künstlerischen und musiktherapeutischen Arbeitens im Zusammenhang mit schwerstkranken Menschen und ihren Begleitern zu erproben und zu evaluieren. Ich arbeitete projektbezogen in drei Palliative Care Einrichtungen. Mit Hilfe des Instrumentariums aus der qualitativen Sozialforschung untersuchte ich meine musiktherapeutischen und musikalisch-kulturellen Eingaben unter zwei Fragestellungen:

Welche Rolle spielen Musik und Musiktherapie im Umgang mit Sterbenden, in Ritualen der Selbstfürsorge für Begleiter und im Gestalten der Atmosphäre einer Einrichtung für schwerstkranke Menschen? Welche Bedeutung hat Musisches in Netzwerkentwicklung und Öffentlichkeitsarbeit im Rahmen eines Forschungsprojektes? Die Ergebnisse der qualitativen Studie:

- Musik als Angebot in Hospizen und auf Palliativstationen wurde in jeder der erprobten Einrichtungen seitens der Mitarbeiter, der Patienten und der Angehörigen angenommen.
- Besonders die künstlerisch-atmosphärischen Eingaben wurden dabei herausgehoben.
- Musik als Lebenskunst war meistens die Grundlage für die Bereitschaft aller Beteiligten, sich mit den möglichen therapeutischen Wirkungsweisen der Musik auseinanderzusetzen.
- Folgende Wirkungsweisen wurden dabei seitens der interdisziplinären Teams der Musiktherapie zugesprochen: Freude, Entspannung, Ablenkung, spirituelles Aufgehobensein, Trost, Verbundenheit, Erinnerung, Ankommen im Jetzt.
- Musik ist ausdrücklich erwünscht nicht nur als Therapiemethode, sondern auch als kulturelle Bereicherung einer Station oder Einrichtung, als Beitrag zur Gestaltung von Veranstaltungen wie z. B. Ausstellungen, Bildungsveranstaltungen, Tag der offenen Tür und von Festlichkeiten und Gedenkfeiern.

Die Resultate sprechen für ein positives Ergebnis hinsichtlich musiktherapeutischen Arbeitens in palliativmedizinischen Einrichtungen und Hospizen. So wurden in allen drei untersuchten Einrichtungen musiktherapeutische Honorarstellen eingerichtet. Diese Untersuchung bildet die Grundlage für die weiteren Kapitel.

4 Musiktherapie im institutionellen Zusammenspiel

Martina Baumann

„Der Musiktherapeut ist auf die Hilfe und das Einfühlungsvermögen seiner Kollegen angewiesen, wenn Musik den Patienten etwas bringen soll. Er muss sich dabei aber immer wieder vor Augen halten, dass es Musik als Behandlungsform im System der traditionellen Gesundheitspflege lange Zeit überhaupt nicht gab. Die Angehörigen der medizinischen und psychotherapeutischen Berufe brauchen daher Zeit, sich darauf einzustellen." *(Munro 1986, 41)*

Zusammenspiel braucht Zeit

Was Susan Munro, die Pionierin auf dem Gebiet musiktherapeutischer Sterbebegleitung, schrieb, hat bis heute Gültigkeit. Auch wenn es dreiundzwanzig Jahre später viele engagierte Musiktherapeutinnen in diesem Bereich gibt, stehen wir immer noch am Anfang eines selbstverständlichen institutionellen Zusammenspiels mit den jeweiligen Einrichtungen. Warum ist das so? Hinsichtlich der konkreten Bedeutung von Musiktherapie herrscht bei aller intuitiven Sympathie in der Praxis gerade von Seiten des medizinischen Personals immer noch Unklarheit. Was machen Musiktherapeutinnen wirklich? Sind sie Künstlerinnen, Psychotherapeutinnen, kreative Psychoonkologinnen, Seelsorgerinnen oder einfach nur für die Stimmung zuständig? Und wenn ja für wessen Stimmung?

„Die Krankenschwester wird im Krankenzimmer akzeptiert, während der Musiktherapeut möglicherweise als Eindringling erlebt wird." *(Munro 1986, 41)*

Wir müssen uns immer wieder neu erklären, vor allem weil wir uns in medizinischen Einrichtungen zwischen künstlerisch / kultureller und therapeutischer Eingabe bewegen. Behandlung im Krankenhaus ja, psychotherapeutische Behandlung ja, aber was hat Kultur dort verloren?

Palliativstationen sind im Gegensatz zu den Hospizen medizinische Einrichtungen, die viel stärker als Hospize, mit der Routine, Betriebsamkeit und Hierarchie eines Krankenhauses verbunden sind. Ein höheres Maß an Fluktuation des medizinischen Personals (insbesondere der Stationsärzte) und eine höhere Bedeutung der medizinischen Maßnahmen wirken sich natürlich auch auf das „Standing" der Musiktherapie aus.

Hospizteams sind in der Regel sehr stabile Systeme mit wenig Fluktuation und einer stärkeren Betonung des Atmosphärischen. So ist die Eingabe Musik einem Hospizteam vertrauter als beispielsweise einem jungen Stationsarzt auf einer Palliativstation, der maximal für ein halbes Jahr dort arbeitet, um danach weitere Stationen seiner fachärztlichen Ausbildung zu absolvieren.

In dem Hospiz, in dem ich 2002 zu arbeiten begann, spielte vor meiner Zeit die Ordensschwester, die das Hospiz gründete und leitete, regelmäßig geistliche Lieder für die Gäste des Hauses auf dem Harmonium. An diese Tradition konnte ich auf meine Weise anschließen. Dass Musik jedoch als Heilkunst in einer medizinischen Einrichtung wie einer Palliativstation Anklang findet, dauert immer noch seine Zeit.

Im Rahmen des Forschungsprojektes Netzwerk achtsame Sterbekultur habe ich mich sehr lange mit der Frage beschäftigt, wie ein gutes Hineingehen in vorerst fremde Behandlungskulturen gelingen kann (Baumann 2005). Die Ergebnisse möchte ich im Folgenden zusammenfassen. Hierbei richte ich mich insbesondere an diejenigen, die sich als Pionierinnen von Musiktherapie in der Sterbebegleitung gerade auf den Weg machen. Im weiteren Verlauf des Kapitels wird aufgezeigt, wie sich Zusammenarbeit im Laufe der Jahre täglich neu ereignet und wie sie auf Dauer gut gelingen kann.

Drei hilfreiche Grundhaltungen für den Anfang

- Fragend: Ich gehe als Musiktherapeutin in ein System wie in ein neues Land.
- Neugierig: Ich nehme im Hineingehen eine konstruktneutrale, auf den Kontext und die Menschen, die dort arbeiten, neugierig-bezogene Haltung ein.
- Unerschrocken: Ich begreife mich als Forscherin meiner selbst, jede Schwierigkeit ist eine Herausforderung.

Fragend: Vier Fragen, die der Wiener Musiktherapeut und Ethnologe Gerhard Tucek als Kompass für Musiktherapeuten, die sich in neuen Feldern bewegen, formulierte, halte ich für hilfreich (Tucek 2005).

- Wie sehe ich mich?
- Wie sehe ich die Anderen?
- Wie sehen die Anderen sich?
- Wie sehen die Anderen mich?

Tucek vergleicht den Prozess des Sich-aneinander-Gewöhnens zweier verschiedener Kulturen mit dem sich gegenseitigen Entdecken fremder Ethnien und lädt uns ein, fragend an das Neue heranzugehen. Diese kleinen Fragen können große Auswirkungen auf ein gegenseitiges Verständnis haben. So könnten die Fragen beispielsweise klingen:

- Wie sehe ich mich? Bin ich eine Außenseiterin, bin ich eine Bereicherung im Zusammenspiel, belästige ich die Arbeitsabläufe, bringe ich Zeit und Muße mit?
- Wie sehe ich die Anderen? Sind die Anderen die eigentlichen Vertreter der Basisarbeit? Haben sie viel mehr Körperkontakt zu den Patienten und konkretere Aufgaben, haben sie untereinander kollegialen Austausch?
- Wie sehen die anderen sich? Als im Hamsterrad rennend, als die Basis der Versorgung, in Zeitverzug?
- Wie sehen die Anderen mich? Als Eindringling, als Exotin oder als eine Seele der Station, als wichtige Ergänzung im Sinne einer kooperativen Medizin?

Neugierig-neutrale Grundhaltung: Ebenso kann es nicht nur in der Forschung, sondern auch in der Praxis sinnvoll und beziehungsstiftend sein, eine „konstruktneutrale" und neugierige Grundhaltung dem gegenüber, was einem begegnet, einzunehmen. Der Begriff „konstruktneutral" lehnt sich an das Paradigma des modernen Konstruktivismus an. Die Konstruktivisten beziehen sich auf die grundlegenden Ergebnisse der Kognitionswissenschaften und kommen zum Ergebnis, dass die Welt, so wie wir sie sehen, lediglich ein Konstrukt unserer Wahrnehmung ist und nicht die wirkliche Wirklichkeit (Heinz von Foerster et al. 1997).

Als Missionarin aufzutreten, die von einer wirklichen Wirklichkeit zu wissen glaubt, ist für ein gutes Zusammenspiel wenig förderlich. Konstruktiv ist vielmehr die Haltung einer „Handlungsreisenden". So geht es darum, die musikalischen Angebote einzubringen, um herauszufinden, ob und wie diese Eingaben Anklang finden. Wir können nicht davon ausgehen, dass sie Anklang finden. Eine neutrale, d. h. nicht bewertende Haltung, enthält Handlungsspielräume für alle Beteiligten.

Dass die Theorie einfacher ist als die Praxis, liegt auf der Hand. Oft genug können Gefühle im Spiel sein wie Freude, Frust, Scham, Scheu, Ärger, die es einem schwer machen, in einer neutralen Haltung – also nicht wertend – zu bleiben. Es gibt Übertragungs- und Gegenübertragungsphänomene und Abwehrverhalten in der vielfältigen Interaktion aller Beteiligten. Auch die Anderen reagieren, wenn sich ein Fremdling in ein alt bewährtes System begibt, um Neues zu erproben (Hartmann / Milch 2001).

Unerschrocken (Forscherin ihrer Selbst sein): Die Technik der „Feldnotizen" ist in der qualitativen Sozialforschung eine geeignete Methode der Bearbeitung des Erlebten (Flick 1995). Dabei handelt es sich um tagebuchähnliche Notizen, die dem subjektiven inneren Erleben des Beobachters Raum geben.

Im Rahmen des Forschungsprojektes habe ich mir diese Methoden der qualitativen Sozialforschung zu Nutze gemacht: Es handelt sich weniger um objektive Wahrheiten als vielmehr um eine Haltung der transparenten Subjektivität. Darf Subjektivität sein, darf man sich selbst, sein eigenes Handeln beforschen? Subjektivität „muss nicht in Frage gestellt werden, im Gegenteil, setzen Sie besonderes Vertrauen in vielfältige Instrumente [...] das wichtigste davon sind sie selbst" (Strauss / Corbin 1996, 197). Als künstlerische Therapeutinnen in neuen Gebieten können wir von den Konzepten der Sozialforschung lernen und uns im Sinne einer transparenten Subjektivität als Forscherinnen unserer selbst begreifen. Da wir fragend, neugierig / respektvoll und unerschrocken mit uns und Anderen umgehen, laden wir die Anderen ein, ebenso auf uns zuzugehen. Dieses Verhalten führt meiner Erfahrung nach zu einem guten Einstieg und zu einem nachhaltig guten professionellen Zusammenspiel.

Typische Probleme im Umgang mit den Anderen, die ich in den Anfangszeiten beschrieben habe (z. B. Gefühle von Fremdsein, Scheu, Scham), können sich im Laufe der Zusammenarbeit verändern, zunehmend wächst ein Gefühl der Zugehörigkeit, welches sich aus der kontinuierlichen Zusammenarbeit speist. Dies macht deutlich, dass interdisziplinäres Zusammenspiel zwischen künstlerischer Therapie und verschiedenen Medizinkontexten ein dauernder und lebendiger Prozess ist. An dessen Gelingen sind die wechselseitige Bereitschaft, die Neugierde auf das Andere und auch der Faktor Zeit und Präsenz beteiligt.

Wie Zusammenarbeit gelingt

Ein wichtiger Punkt ist die *Teilnahme am interdisziplinären Team.* An den interdisziplinären Teams einer Palliativstation, die wir kennen, sind in der Regel beteiligt: Vertreterinnen des Pflegepersonals, der Stationsarzt oder / und Oberarzt, ein Seelsorger, eine Psychologin, eine Vertreterin des Sozialdienstes, eine Physiotherapeutin und gegebenenfalls eine Musiktherapeutin. Darüber hinaus sind ehrenamtliche Helfer in die Arbeit einbezogen. In den interdisziplinären Besprechungen geht es zuerst um eine umfassende schulmedizinische Übergabe. Danach werden organisatorische, psychosoziale, spirituelle, Belange der Patienten behandelt. Häufig werden aus aktuellem Anlass Themen der Gesundheitspolitik oder der Umgang mit Restriktionen diskutiert.

Es ist üblich auf Palliativstationen, dass interdisziplinäre Teams wöchentlich stattfinden. Auf manchen Stationen beginnen die Teamsitzungen noch vor der medizinischen Übergabe mit einer Einstimmung des Seelsorgers. Dies kann ein Text sein, eine Bildbetrachtung zum Thema Sterben, Leben, Lebensqualität, Selbstfürsorge oder einfach etwas zur Erheiterung der Runde. Diese Einstimmung wird gut angenommen, sorgt für eine gute, selbstfürsorgliche Atmosphäre und stärkt den Teamgeist. Das Team ist ein wichtiger Ort, sich als Musiktherapeutin zu zeigen. Es kann der Rahmen sein, von der Begegnung mit einem Patienten zu erzählen oder nachzufragen, ob dieser oder jener Patient eventuell positiv auf einen Besuch der Musiktherapeutin reagieren könnte. Hier können wir musikalische Arbeit in Sprache übersetzen.

Meine Erfahrung hat allerdings gezeigt, dass ein hohes Maß an formalisierter verbaler Aktivität innerhalb der Teams nicht allein zum Gelingen von Zusammenarbeit beiträgt. Häufiger sind es die informellen Kontakte, die kleinen Begegnungen am Rande, an der Tür, im Stationszimmer, die Resonanz auf musiktherapeutisches Arbeiten erzeugen. Wenn ich das Team als einzige Möglichkeit von Zusammenarbeit betrachte, bekommt mein Einbringen etwas Starres und Angestrengtes. Der Geist der Zusammenarbeit zwischen Musiktherapie und den Anderen gelingt aus meiner Sicht dann, wenn sich Zusammenarbeit auf unterschiedlichen Ebenen ereignen kann. Das Team an sich existiert nur durch die Zusammenkunft und die Kommunikation von Menschen, d. h. es ereignet sich von Mal zu Mal und ist somit ständig in Veränderung.

Ein weiterer wichtiger Punkt, der zum Gelingen der Zusammenarbeit beitragen kann, ist die *Kommunikation mit den Pflegenden auch bei Übergaben und Stationsbesprechungen*. Die Pflegenden bilden den Kern einer Palliativeinrichtung und sind im alltäglichen Umgang die entscheidenden Ansprechpartnerinnen. Um mit etwas Neuem in eine Station hineinzuwachsen, sollte die Kommunikation mit den Pflegenden vorrangig sein. Jede Woche gibt es andere Ansprechpartner auf einer Station. Daher ist es sinnvoll, gelegentlich an den Übergaben oder Stationsbesprechungen der Pflegenden teilzunehmen. Auch gezielte Besuche von Stationsbesprechungen haben positive Auswirkungen auf die Zusammenarbeit. Diese in der Regel monatlich stattfindenden Treffen des Pflegeteams können ein gemeinsamer Raum sein, um eine Art „Zwischenbilanz“ zu ziehen mit Fragen wie: „Was gelingt in der Zusammenarbeit zwischen Pflege und Musiktherapeutin, was läuft weniger gut?“ Während der Stationsbesprechungen kann man von ersten musiktherapeutischen Begegnungen mit Patienten berichten, es entsteht Raum für Fragen und Diskussionen und nach und nach eine konkrete Vorstellung davon, wie sich Musiktherapie ereignet. Die Pflegenden sind somit keine anonyme Gruppe, sondern vertraute Ansprechpartner.

Des Weiteren kann *Dokumentation* hilfreich für die gelungene Zusammenarbeit sein. Dokumentation kann auf vielfältige Weise erfolgen. Meistens wird musiktherapeutisches Geschehen in die „Dokumentationskurve" der Pflege eingetragen. Eine nicht alltägliche Form der Dokumentation geschieht beispielsweise dadurch, dem Team in größeren Abständen von einem besonderen Moment im Kontakt mit einem Patienten zu berichten oder diesen schriftlich mitzuteilen. Man könnte es das Sammeln und Schreiben schöner Geschichten nennen. Oftmals kann es mit einer Fotoaufnahme oder mit Musikaufnahmen verbunden sein. Diese Dokumentation geht in den Bereich des Künstlerischen, was ausführlicher im Kapitel 6 „Künstler im Hospiz" beschrieben wird. Dort wo Dokumentation künstlerisch oder sinnlich wird, entsteht häufig eine sehr positive und nachhaltige Resonanz der Mitarbeitenden, die, weil sie die Sinnesfreuden anspricht, in Erinnerung bleibt. Im Zusammenhang mit den „schönen Geschichten" erlebe ich einen aufrichtigen Stolz der Kollegen auf „ihre" Musiktherapeutin und damit auch auf ihre eigene Arbeit. Innerhalb des Teams kann sich das Erleben entwickeln, neben der alltäglichen Sorge inmitten von Sterben und Leid, den Rahmen für Schönes, gelebtes Leben schaffen zu können. In diesen Momenten kommt es vor, dass wir, das Team, uns als Ganzheit und nicht als getrennt von einander betrachten, da wir alle auf unsere Weise einen Teil zu diesem Moment der Schönheit beitragen konnten.

„Krankenschwestern, die [...] miterlebt hatten, wie die Musiktherapeutin mit einem Patienten arbeitete, kamen sehr viel schneller auf die Idee, einem unruhigen oder verängstigten Patienten in der Nacht eine Entspannungskassette anzustellen, statt ihm stärkere Medikamente verordnen zu lassen. Und sie waren es auch, die die Musiktherapeutin auf besondere Probleme und Bedürfnisse von Patienten aufmerksam machten."(Munro 1986, 42)

Wichtig ist auch, dass der *Blick auf die Anderen als „Untersuchungsgegenstand"* sich nach und nach verändert. Bisher ging es um den Umgang als Musiktherapeutin mit den Anderen. Dies setzt die Sichtweise voraus, dass ich „ich" wäre und die Anderen die „Anderen": Ich und das Team, ich und die Pflegenden, ich und die medizinische Einrichtung. Die Betrachterin, also ich, sieht sich als getrennt von den Anderen, die Anderen sind ihr Untersuchungsgegenstand, das, worüber sie sich freut, was sie befremdet, der Ort, an dem sie sich zugehörig fühlt. Diese Sichtweise ist am Anfang natürlich und außerdem hilfreich, um sich (zurecht) zu finden und einen Standpunkt zu finden, so wie es Tucek beschreibt. Doch je näher man sich zu etwas bewegt, desto mehr existieren die Dinge nicht mehr in der gleichen Weise, desto mehr werden sie zu Teilen, Details bis hin zu den in der Quantenphysik beschriebenen schwingenden Teilchen, die keine festen Atome mit Kern sind, sondern lediglich Schwingung. Es gibt also nichts Festes im Innersten, sondern „was die Welt im Innersten zusammenhält" ist Schwingung und Resonanz (Cramer 1998, 21).

Der Gegenstand existiert nicht, er ereignet sich immer wieder von Neuem, und ich stehe damit in lebendiger Verbindung und beeinflusse das, was sich vor mir ereignet. Genau nach den beschriebenen Gesetzmäßigkeiten ereignet sich Zusammenarbeit. Zwangsläufig geschieht es immer wieder, dass ich als Musiktherapeutin zum Beispiel die Umgebung Hospiz nicht mehr von außen betrachte, sondern zu einem Teil des Teams oder des Hauses werde, spätestens dann, wenn ein neuer „Fremder" von außen auf das Haus zugeht und ich, z. B. am Tag der offenen Tür, als Mitrepräsentantin als Teil des Hauses gesehen und gehört werde. Aber auch durch gemeinsam Erlebtes geschieht Zusammenwirken, durch neue Konzepte, die man mitgestaltet, oder dann, wenn ich die einzelnen Persönlichkeiten des Teams näher kennenlerne.

Resonanz in der Begegnung von Mensch zu Mensch

Kooperative Medizin – mit diesem Begriff beschreibt der Zenmeister und Benediktinerpater Williges Jäger seine Vision einer Medizin der Zukunft (Jäger 1996) – findet nicht nur in verbalen Glaubensbekenntnissen zu Ganzheitlichkeit und Interdisziplinarität, sondern gerade in individuellen Begegnungen statt. Diese führen zu einem positiven Gefühl der Beteiligten, zum Erleben von Selbstwirksamkeit, Mitverantwortung und Mitgestaltungskraft. Kleine Begegnungen können scheinbar starre Realitäten verflüssigen und Veränderung schaffen.Hierzu ein paar Beispiele: Es kann hilfreich sein, mit einzelnen Menschen zu sprechen, Zeit zu haben, sich mitzuteilen, sich für jemanden zu interessieren. Dies wird in der Physik und in der Psychologie als Resonanzphänomen beschrieben (Gindl 2002).

Es gibt viele kleine Gesten von Resonanz. Ein persönlicher Gruß, das Dankeschön für eine gelungene Geste der Zusammenarbeit, wie z. B. „Danke, dass du mir geholfen hast, den Patienten zu motivieren, ins Wohnzimmer zu gehen", oder „mir war es wichtig, dass du heute Nachmittag mit dabei warst, als wir gesungen haben, ich hätte mich sonst ein wenig verloren gefühlt." Diese kleinen Gesten der Resonanz, innerhalb derer ich dem Anderen mitteile, wie wirksam er für mich war, lassen Zusammenarbeit gelingen.

Noch ein Beispiel: Eine Schwester erzählt mir, dass ihr türkischer Mann semiprofessionell türkische Folklore spielt. Ich gehe damit in Resonanz, frage, ob er nicht auch einmal zum Musizieren in die Klinik kommen wolle. Nach mehreren Gesprächen darüber entsteht die Idee, dass er mit mir zusammen die anstehende Erinnerungsfeier musikalisch gestaltet. Es entsteht eine Nähe über die Erfahrung, ihren Mann in die Feier miteinbezogen zu haben. Diese Nähe verstärkt sich an den Nachmittagen, an denen sie Dienst hat. Sie dreht einen Videofilm von einer Patientin, die dem Zivildienstleistenden der Station beibringen will, Klavier zu spielen. Sie identifiziert sich mit der Idee, dass Kunst und Kultur auf ihrer Station eine Bereicherung sind und dass sie und ihr Mann dazu einen Beitrag leisten.

Hier ereignen sich Zusammenarbeit, Bezogenheit und Resonanz aus dem Grundgefühl heraus: „Du interessierst dich für mich und ich mich für dich – bezogen auf unseren gemeinsamen professionellen Bedeutungsraum." (Bauer 2006) Wenn ich Resonanz der Mitarbeiter auf das Thema Musik erwarte, dann tue ich gut daran, meine Neugierde auf ihre künstlerischen Vorlieben zu zeigen. Der Mann der Krankenschwester ist ein wahrer Künstler der Stimmungen gewesen, was sich an mehreren Gedenkfeiern gezeigt hat.

Dies wurde ausgiebig von ihren Kolleginnen gewürdigt und außerdem entstand das Gefühl im Pflegeteam: „In unseren Reihen sind kreative Leute, wir machen Kultur, die Musiktherapeutin ist nicht die einzige, aber sie begleitet und unterstützt dieses Thema."

Nicht nur ein „Danke", auch ein „Bitte" kann beitragen zu einer Kultur gelingender Resonanz. Zum Beispiel: „Ich bräuchte jetzt, dass du mit mir sprichst. Sonst bekomme ich gar keinen Eindruck von der Stimmung der Station." Oder: „Ich bin darauf angewiesen, dass deine Mitarbeiter mehr Bereitschaft zeigen, sich mit der Musiktherapie auseinander zu setzen, sonst habe ich das Gefühl, ins Leere zu laufen." Mit einem „Bitte" gebe ich meinem Gegenüber eine Chance, für mich in diesem gemeinsamen professionellen Kontext wirksam zu sein. So vermittle ich dem Anderen den Eindruck, nicht nur eine innovative Methode zu vertreten (Musiktherapie), sondern auch ein Wesen wie er oder sie zu sein. Wenn diese Mensch-zu-Mensch-Begegnung authentisch geschieht, ohne dass sie zu einer Taktik verkommt oder zu sehr in private Bedürftigkeiten abrutscht, gelingt professionelle und konstruktive Zusammenarbeit.

Eine weitere Facette der Zusammenarbeit ist das Heraustreten aus dem Alltag, das *gemeinsame Feiern von Festen* und das Einbeziehen von etwas Dritten, wie z. B. einem Jubiläum, einem Geburtstag oder einer spirituellen

Feierlichkeit. In dem für uns relevanten Kontext sind Gedenkgottesdienste und Erinnerungsfeiern besonders wichtig. Sie finden für die Mitarbeiter und für die Angehörigen, der auf der Station oder im Hospiz Verstorbenen, statt.

Als Musiktherapeutinnen werden wir regelmäßig gefragt, eine Feier musikalisch zu begleiten oder Begleiterin im künstlerischen Ausdruck der Anderen zu sein. Außerdem sind wir alle selbst „betroffen" oder zumindest beteiligt am Abschiednehmen von ehemaligen Patienten. Wir sind in diesem Augenblick Begleiter und Teil der Trauergemeinde. Während der Erinnerungsfeiern und schon während der Vorbereitungen hierzu kam ich oft stark in Berührung mit dem guten menschlichen und spirituellen Geist des Palliative Care. Der „gute Geist" eines Hospiz- oder Palliativteams ist häufig erfahrbar während und unmittelbar im Anschluss an solch eine Feierlichkeit. Es geschieht Verbundenheit statt Getrenntheit, Mitgefühl statt Konkurrenz, Entspanntheit, Mitmenschlichkeit und Augenhöhe statt Hierarchie und Betonen von Unterschieden. Warum tritt der „Geist" gerade dort in Erscheinung? Vielleicht hat dieser spätmittelalterliche Reim die Antwort parat:

„Schonet keinerlei Person
einerlei, ob arm, ob reich,
Schont nicht Mitra oder Kron,
Fürst und Bischof gilt ihm gleich"
(aus der „Ars Moriendi", Hans Holbein 1538).

Wie Behandlungsaufträge entstehen

Dorothea Bünemann

Wie schon beschrieben, haben wir es in der Arbeit bei Sterbenden mit charakteristischen Themen wie Schmerzen (total pain), Einsamkeit, Angst und Depressionen zu tun. Ein wesentlicher Ansatz der Palliativmedizin und Hospizarbeit besteht darin, zur Verbesserung der Lebensqualität von Patienten und ihren Angehörigen beizutragen, die mit Problemen umgehen müssen, die im Kontext von lebensbedrohlichen Erkrankungen auftreten. Aus musiktherapeutischer Sicht ist es einladend und nahe liegend, entlang der Hauptsymptome eine jeweilige Indikationsstellung abzuleiten. Der klinische Alltag birgt hingegen Implikationen in sich, die einen dergestaltenen Weg nicht ohne Hürden gehen lässt. Und das hat etwas mit Behandlungsaufträgen zu tun. Es gibt viele „Auftraggeber", die unsere musiktherapeutische Arbeit bestimmen:

- die Patienten,
- die Angehörigen mit gelegentlich divergierenden – Aufträgen,
- das pflegende Team mit ebenfalls divergierenden Aufträgen,
- die Ärztin und
- die Musiktherapeutin.

Alle sind sicherlich an einer Verbesserung der Lebensqualität des Patienten und seiner Angehörigen interessiert. Doch welche musiktherapeutischen Schritte, wenn Musiktherapie überhaupt angesagt ist, dazu beitragen können, ist noch lange nicht klar. Erschwerend kommt dazu, dass sich die Befindlichkeit des Patienten jederzeit verändern kann und von daher ein Behandlungsauftrag nur für den gegenwärtigen Augenblick von Bedeutung ist.

Ein weiterer Gesichtspunkt leitet sich aus unserem Gaststatus ab: Wenn ich ein- bis zweimal wöchentlich vor Ort bin, brauche ich zunächst mal eine „Übergabe" durch eine Mitarbeiterin, die mir die Situation und die Verfassung der einzelnen Patientinnen darstellt. Bereits daraus leiten sich Aufträge oder auch Nicht-Aufträge ihrerseits ab.

> Eine Schwester meint, es sei für Frau A. sinnvoll, zu einem kleinen Konzert im Aufenthaltsraum hinzuzukommen, um aus ihrer Zurückgezogenheit und Isolation heraus etwas Abwechslung zu erfahren; sie sei fit genug, aufzustehen und ein paar Schritte zu gehen. Der sicherlich gut gemeinte Auftrag der Schwester im Sinne der Aktivierung korrespondierte nur nicht mit den Wünschen von Frau A. Sie wollte einfach nur im Bett liegen bleiben und bat mich, ihr schöne entspannende Musik vorzuspielen, also sie „mütterlich" am Bett zu versorgen, anstatt in der „Öffentlichkeit" etwas Abwechslung zu erfahren und Kontakt zu Anderen zu erleben.

> Herr K. saß am Bett seiner Frau, als ich sie besuchte. Beide begrüßten meine Anwesenheit und waren offen für Musik. Sie hatten früher lange Jahre im Chor gesungen. Auf ihren Wunsch hin – er sprach sich für temperamentvolle Wander- und Jagdlieder aus – sangen wir zu Beginn ruhige Lieder wie: „Kein schöner Land in dieser Zeit" und „Am Brunnen vor dem Tore". Während der Musik kamen ihm die Tränen, während sie lächelnd und entspannt weiter sang. „Nun wird's aber mal ein bisschen fröhlich hier, sonst kommen wir noch auf trübe Gedanken" sagte er und begann „Wer recht in Freuden wandern will" zu singen. Seine Frau war zunächst sprachlos, spürte sehr wohl, dass die Abend- und Ab-

schiedsstimmung, die von den vorausgegangenen Liedern ausging, ihn zutiefst trafen. Mit dem Wanderlied bewegte er sich symbolisch und auch emotional aus der Situation heraus.

Der Auftrag von Frau K., in ihrer Abend- und Abschiedsstimmung begleitet zu werden, widersprach dem Wunsch ihres Mannes, Ablenkung, Morgenstimmung und Weitergehen zum Ausdruck zu bringen. Frau K. wird bald sterben, für ihren Mann geht es um das Weiterleben.

Manche Patienten, die über Jahre keinen Kontakt mehr zu ehemals nahe stehenden Angehörigen hatten und dieses auch thematisieren, mobilisieren in mir den Wunsch und Auftrag, die abgebrochenen Verbindungen wieder zu ermöglichen, um für alle besser „abschließen“ zu können. Doch kommt es immer wieder vor, dass Patienten einen diesbezüglichen Vorschlag ablehnen. Die Gründe hierfür mögen vielfältig sein: Angst vor zuviel Konfrontation, Aufregung und Belastung, schwindende Kräfte oder ein Sich-abgefunden-haben mit einem Beziehungsabbruch. Für musiktherapeutisch Tätige gilt es, sensibel mit ausgesprochenen und unausgesprochenen Aufträgen umzugehen und bereit zu sein, den eigenen inneren Auftrag den Bedürfnissen der Patienten anzupassen.

Geleitet vom Ansatz des Palliative Care stehen die Belange der Patienten und ihrer Angehörigen im Vordergrund. Aufträge seitens des Teams können wichtige, entscheidende Impulse geben, so wie mein innerer Auftrag richtungweisend sein kann. Häufig korrespondieren die Aufträge im Sinne eines „stillen agreements“.

Zum Schluss möchte ich auf zwei weitere Aspekte hinweisen: Der musiktherapeutische Behandlungsauftrag orientiert sich auch an der Konstellation des Teams und damit an dem Stellenwert, den die musiktherapeutische Arbeit einnimmt. Wenn beispielsweise auf einer Palliativstation verschiedene therapeutische Angebote wie Psychotherapie, Kunst- und Atemtherapie sowie Seelsorge verankert sind, konzentriert sich die musiktherapeutische Arbeit auch verstärkt auf musikalisch-therapeutische Inhalte. Besteht ein therapeutischer Versorgungsmangel, dessen Ursachen vermutlich ökonomisch bedingt sind, kann der musiktherapeutische Auftrag umfassenderen Inhaltes seitens des Teams sein.

Der zweite Aspekt bezieht sich auf die (Erfahrungs-) Kompetenz der Musiktherapeutin, die sich sowohl auf ihr Alter, ihre Berufserfahrung, Schwerpunkte, Persönlichkeit und mögliche ergänzende therapeutische Qualifikationen bezieht. Letztlich bewegen wir uns in einem lebendigen Mobile sich dauernd verändernder Aufträge.

5 Die „Holy Seven“ – die 7 musiktherapeutischen Bausteine

Martina Baumann & Dorothea Bünemann

Angenommen wir hätten als Musiktherapeutinnen ein imaginäres Handwerksköfferchen, das wir auf jede Station mitnähmen: Was würde sich darin befinden?

Die „Holy Seven“ auf einen Blick

- Sprache und Gespräch: musiktherapeutischer Vorkontakt, Besuch des inneren Schallarchivs, musikalische Biographiearbeit;
- Lieder, Schlager, Songs, geistliche Lieder, Operette, Pop, Evergreens, (sowohl aktiv als auch rezeptiv);
- Klangreisen: rezeptive Arbeit mit Entspannung, Imagination, Tranceprozessen, mithilfe des Monochords und anderen monochromen tranceinduzierenden Klangkörpern (Klangschale, Gong) sowie der Stimme;
- musiktherapeutische Improvisation mit melodischen und harmonischen Instrumenten, wie z. B. Kalimba, Sansula, Leier, Klangstäben und Gitarre im Wechselspiel von aktiv und rezeptiv;
- Tonträger („Konservenmusik“);
- Musiktherapie ohne Musik;
- künstlerisch/musikantisches/atmosphärisches Spielen im öffentlichen Raum mit konzertantem Instrument, wie z. B. Akkordeon, Klavier, Harfe, Cello, Gitarre oder Singstimme.

Musiktherapeutische und musikalische Begleitung entsteht in der Intimität am Krankenbett und als atmosphärische Eingabe in öffentlichen Räumen, wie z. B. dem Wohnzimmer, im Aufenthaltsraum oder auf dem Gang. Wie auch immer wir auftreten und wahrgenommen werden – musiktherapeutisch oder musikantisch – unsere Haltung ist grundsätzlich beziehungs- und kontextorientiert.

Sprache und Gespräch

Die musiktherapeutische Arbeit ist in der Regel eingebettet in das Wechselspiel zwischen verbalem und musikalischem Dialog. In der zwischenmenschlichen Begegnung spielt die Sprache eine zentrale Rolle. In Hinblick auf die

Tatsache, dass die meisten Patienten bis kurz vor dem Tod zu einer Kommunikation fähig sind, stellen das Gespräch, der Dialog und manchmal auch die „Ansprache“ ein wesentliches Ausdruckmittel dar.

Die Art des Sprechens orientiert sich am Zustand des Patienten. Ist er schwerhörig, geräuschempfindlich, in seinen Reaktionen und somit auch sprachlich verlangsamt? Hat er aufgrund seiner Herkunft Verständigungsprobleme? All dies gilt es in der sprachlichen Interaktion zu beachten. Die Art der verbalen Beziehungsgestaltung hängt sehr von Erfahrungen der Begleitenden und von ihrem therapeutischen Hintergrund ab. Viele Musiktherapeutinnen erweitern ihre Kompetenz, indem sie Aus- bzw. Fortbildungen in Systemischer Therapie, Hypnotherapie, Gesprächstherapie, Gestalttherapie usw. absolvieren. Natürlich fließen dadurch „technische“, methodische Elemente und Haltungen in die musiktherapeutische Arbeit ein, die sich maßgeblich auf den Dialog auswirken.

So wird daher an dieser Stelle weniger auf das „wie“ als vielmehr auf das „was“ der Gesprächsebene, vor allem die Besonderheiten in Hospizarbeit und Palliative Care fokussiert. Im musiktherapeutischen Erstkontakt werden oftmals Weichen für weitere Begegnungen, wenn sie denn stattfinden, gestellt. Oftmals schauen Patienten erstaunt, befremdet oder auch neugierig auf den „Besuch“, der mit Gitarre, Akkordeon, Monochord, Ocean-Drum oder Kantele das Krankenzimmer betritt. Je nach „Zustand“ des Patienten, ob er Schmerzen hat, schläft, Zeitung liest oder mit Angehörigen spricht, sind wir willkommene Gäste oder merkwürdige Fremde, beladen mit manch großem Instrument.

Anders als in sonstigen psychotherapeutischen Kontexten steht hier die Erlaubnis, das Einverständnis zu einem Kontakt im Vordergrund. „Kann ich mich ein bisschen zu Ihnen setzen?“, ist eine häufige Einstiegsfrage, die dem Patienten ermöglicht, zuzustimmen oder abzulehnen – wenn er sich traut. „Mögen Sie Musik?“, kann eine Einladung sein, das „innere Schallarchiv“ zu besuchen – scheinbar unverfänglich – über Lieblingsmusik, musikalische Vorlieben und auch Aversionen zu sprechen. Dadurch werden je nach Äußerungen musikalisch-biografische Themen berührt, die richtungsweisend für die weiteren Begegnungen sein können.

Lieder

Unter Liedern verstehen wir Melodien mit Texten in Form von Schlagern, populären Liedern, Volksliedern, geistlichen Liedern. Lieder aller Art haben in der Begleitung schwerstkranker und sterbender Menschen eine besondere Bedeutung. Gerade bei Älteren, deren Zugang zu Volksliedern und zur

Kultur des aktiven Singens noch sehr unmittelbar und positiv besetzt ist, bei dementiell Erkrankten oder bei Menschen mit Migrationshintergrund, sind Lieder wie „Inseln der Heimat". Lieder können auch bei Verwirrung noch sehr klar wieder erkannt, mitgesungen und rezitiert werden. Sie sind Anker der Sicherheit, die in der Phase des Abschieds vom Leben eine Stärkung ermöglichen. Lieder sind Begleiter beim Abschied und bilden doch eine Brücke zum Leben und auch zur Lebensfreude. Des Weiteren helfen Lieder beim trauern.

Lieder helfen trauern. Abschied ist ein emotional vielschichtiger Prozess: Angst, Ambivalenz, Aggression, Verwirrung, Straucheln und Hoffnung gehören zum Prozess des Abschiednehmens. Trauer ist ein gemischtes Gefühl, das eine spezielle Form des Ausdrucks braucht, der über Worte hinausgeht. Trauer wird nicht nur durch „Trauerarbeit", von der Freud sprach, bewältigt. Trauern ist eine Kunst und braucht „künstlerischen" Ausdruck im weitesten Sinne (Canacakis 1987, Kast 1982, Kübler Ross 1980). Zum Trauern brauchen wir innere und äußere Räume, in denen wir uns unserer Liebe bewusst werden zu dem, was wir betrauern.

Ein Lied kann ein solcher Raum der Trauer und der Liebe sein. (Baumann 1988) Schwerstkranke Menschen und ihre Angehörigen erleben immer wieder Phasen antizipatorischen Trauerns und Abschiednehmens von vielen Facetten des Lebens. Lieder in ihrer Eigenschaft, Text und Musik zu vereinen,

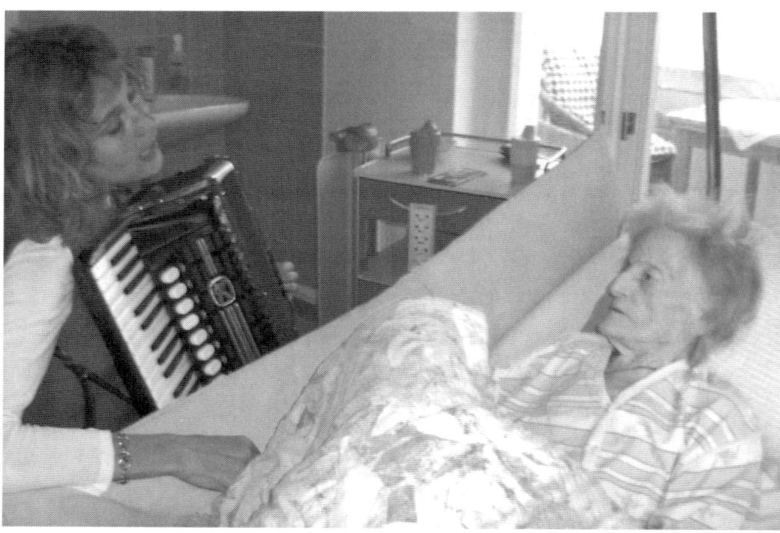

Abb. 1: Lieder am Krankenbett

können Gefäße und Ordner sein, die diesen unterschiedlichen Gefühlen des Trauerns eine Form geben können.

Lieder nähren mit der Stimme. Unsere Stimme ist der unmittelbar authentische Ausdruck unseres „Da-seins“ für den Anderen. Nicht nur beim Singen von Liedern, sondern auch grundsätzlich, beim Sprechen oder Summen, ist die Stimme das unmittelbarste Geschenk, das wir geben können. Gemeinsames Singen oder etwas vorgesungen bekommen, knüpft an die Urerfahrung des Kindes an, das von der Mutter in den Schlaf gesungen wird. Lieder berühren, bewegen und nähren uns auf emotionaler, geistiger, kultureller und spiritueller Ebene. Sie sind Ausdruck der Freude, der Trauer, des Protestes oder auch eines vitalen Lebensgefühls und gefühlter Gesundheit im Augenblick. So sind sie in ihrer Vielfalt nahezu unersetzlich in der Musiktherapie. Vor allem in Kapitel 6 und 7 werden wir anhand von Beispielen veranschaulichen, wie wertvoll und bereichernd die Arbeit mit Liedern ist, nicht zuletzt auch für das Team.

Lieder können auch an Unbewältigtes erinnern. An dieser Stelle sei der Vollständigkeit halber erwähnt, dass die Reaktion auf Lieder – so wie auch auf andere musikalische Elemente – aus gutem Grunde aversiv sein kann.

> So hat ein älterer, sehr intellektueller Patient beispielsweise berichtet, wie schmerzlich ihn gemeinsames Singen an die Massenveranstaltungen im Nationalsozialismus erinnere, in denen viel gesungen wurde. Wie sehr ihn zwar Musik an sich berühre, wie sie jedoch in seiner Jugendzeit mit Manipulation der Massen verbunden gewesen sei Sprache, Intellekt und Denken seien die Ressourcen gewesen, mit denen er seine Integrität bewahrt habe – und doch fehle ihm nun die ungetrübte Freude an der Musik. Im Gespräch darüber konnten wir würdigen, was schmerzlich war und auf die Suche nach der Musik gehen, die für ihn bewahrenswert war und eine Stärkung darstellte. Die Berührung durch Lieder kann also auch schmerzliche Gefühle auslösen. Das spricht für die Macht der Musik in jeglicher Hinsicht und für die Behutsamkeit, mit der wir damit umzugehen haben.

Klangreisen

In der Arbeit mit schwerstkranken Menschen ist die sogenannte Klangreise – das achtsame Hören und körperliche Fühlen von Klängen und Klangkörpern – eine Möglichkeit zur Entspannung und Aufmerksamkeitsfokussierung. Sie kann dazu beitragen, körperliche und seelische Schmerzen und

Verstimmungen zu lindern oder gar in ein spirituelles Erleben tiefen Aufgehobenseins zu begleiten. Das Instrument, welches wir für Klangreisen am häufigsten verwenden, ist das *Monochord.*

Das Monochord ist ein länglicher Holzresonanzkörper, der mit zahlreichen Saiten bespannt wird. Alle Saiten sind auf dieselbe Tonhöhe gestimmt. Der Klang, der dabei entsteht, ist der Klang des Untertons (z. B. C) und der Obertöne, die durch das Bestreichen der Saiten in Schwingung geraten. Durch die Streichbewegungen bekommt der Monochordklang einen fließenden Charakter. Zusätzlich zu den gleich gestimmten Monochordsaiten schwingen bei manchen Monochorden noch Quint- und Oktavsaiten mit, die den Klang anreichern und verstärken. Dieses Monochord wird von dem Heidelberger Musiktherapeut, Klangkünstler und Monochordbauer Christoph Linhuber „Himmel und Erde" genannt, weil es den Hörenden einlädt, sich mit hohen (himmlischen) und tiefen (erdigen) Tönen zu verbinden. Der Phantasie und Variation von monochordähnlichen Klangkörpern sind keine Grenzen gesetzt (www.klangkoerper.de). Beim Spielen sogenannter monochromer Klänge entsteht keine konkrete Melodie, sondern eine Harmonie der schwingenden Obertöne. Häufig berichten Menschen darüber, dass sie sich von den Klängen gestreichelt und getragen fühlen. In diesen offenen Klang hinein können der Empfangende und die Spielerin selbst viele Klänge, Melodien hinein hören. Es entsteht ein freier Assoziationsraum.

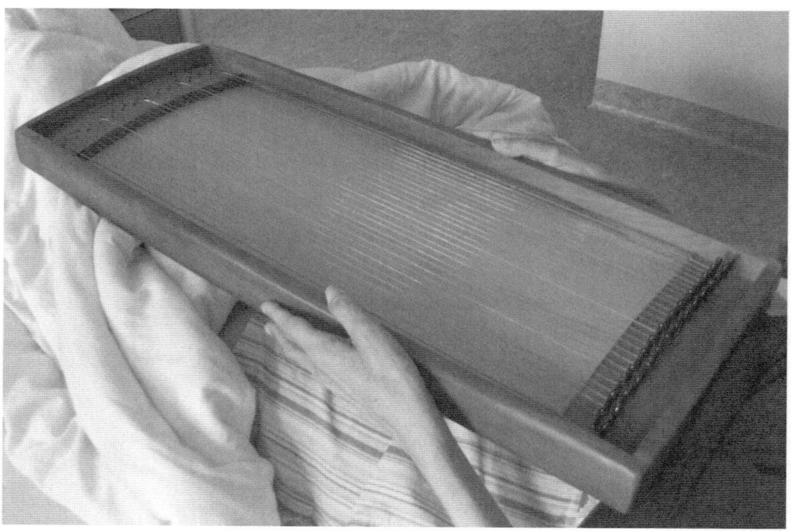

Abb. 2: Das Monochord namens „Himmel und Erde".

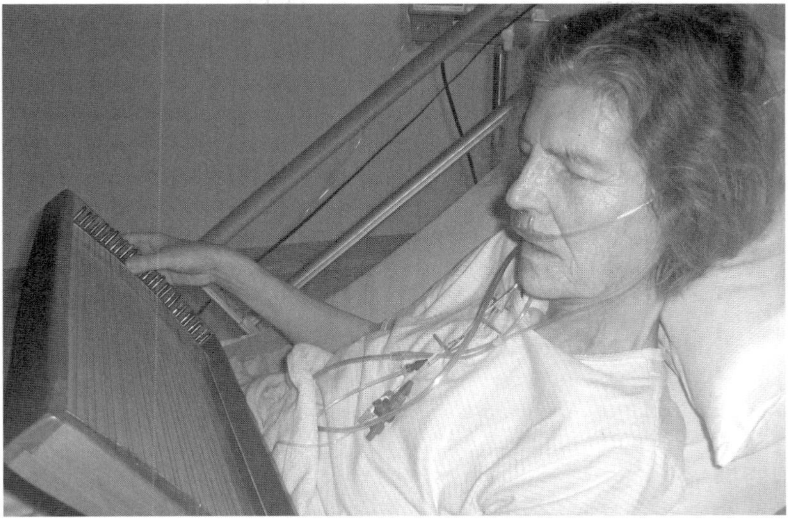

Abb. 3: Inspirierende und berührende Wirkung des Monochords.

Dieser Klangraum kann mit der Singstimme ergänzt werden. Insofern gibt es keine standardisierten Klangreisen. Jegliches Spielen für einen Menschen ist eingebettet in eine zwischenmenschliche Begegnung, in ein vorangegangenes Gespräch, eine bestimmte emotionale Situation. Die Klänge sind in Klang gebrachte Resonanz und Mitgefühl bezogen auf die jeweilige Situation. Der Klang kommt nicht allein aus dem Spielenden, er entsteht aus dem „Dazwischen". Der Arzt und Klangtherapeut Dr. Silber schreibt:

„Es findet […] eine permanente Rückkopplung zwischen Therapeut und Patient statt, deren Medium im Klang des Instrumentes besteht. Der behutsame, weiche Klang des Instrumentes umhüllt den Patienten wie der Wind. Auch wenn das Monochord sehr sanft klingt, so ist seine Wirkung doch sehr weit reichend. Tiefenentspannung, Muskellockerung und das Öffnen tieferer Ebenen des Bewusstseins können ohne Mühe ausgelöst werden." *(Silber 2003, 26)*

Klänge berühren und inspirieren. Die auditive Sensibilität schwerstkranker und sterbender Menschen wird von Stanislav Grof mit der Schwingungssensitivität des Embryos im Mutterleib verglichen (Grof 1991). Das Erleben von Klängen gehört ebenso wie die Stille zu den Urerfahrungen am Anfang und am Ende des Lebens. Bevor wir auf Worte, Bilder, konkrete Berührung reagieren, werden wir am Anfang unseres Entstehens durch Klänge und Schwingungen berührt. Dieses Wissen wird in der Musikpsychotherapie und so auch in der Arbeit mit Sterbenden genutzt, um Menschen einen gefühlten Zugang zu frühen Erfahrungen des Geborgenseins zu vermitteln.

Klänge können sowohl die frühkindliche (präpersonale) Ebene als auch die transpersonale Ebene im Menschen ansprechen (Strobel 1988, Hess 1999). „Baden in Tönen" ist ein paradoxes Aufgehobensein im Unkonkreten, das ein Erleben von Entgrenzung fördert und herausfordert. Ganz ohne Worte – anders als ein Lied – gibt solch eine Klangerfahrung weniger Halt, eher weckt sie eigene Bilder, Körperreaktionen und Phantasien.

Klänge ohne Form, ohne erkennbare Melodie und Rhythmus können aber auch ungewohnt und unangenehm sein, als ob eine Gefahr bestünde, sich in Klängen zu verlieren. So lehnen ältere Menschen manchmal instinktiv die offenen Klänge ab und bevorzugen strukturiertere Formen von Musik, wie in Kapitel 6 beschrieben wird. Klangreisen können also nie verordnet werden, sie sind immer als Einladung gedacht.

Auf welch unterschiedlichen energetischen Ebenen die Klänge des Monochordes wirken, zeigt das Zitat einer Patientin:

„Erst hat mir das Monochord Entspannung gebracht. Später konnte ich beim Hören an schöne Orte reisen und hatte innere Bilder vor Augen. Es macht für mich keinen Sinn mehr, an alte Orte zu reisen, zu denen ich sowieso nicht mehr komme. Vielleicht hilft mir der Klang jetzt, Frieden zu finden, wenn ich hinüber gehe." *(Frau K., 60 Jahre)*

Improvisationen

Frau B. ist alleinstehend, 70 Jahre alt und leidet an Lungenkrebs im Endstadium. Eine Krankenschwester verweist mich zu ihr mit der Begründung, sie sei so einsam, vielleicht würde ihr das Hören von Klängen und ein wenig Ansprache gut tun. Ich betrete das Zimmer mit „einer Hand voller Klänge", doch diese sind erstmal nicht gefragt. Frau B. erzählt mir, dass sie Helferin in einer Metzgerei war und ihr Leben lang geschuftet hat. Ich frage sie, was sie besonders gerne mag im Leben. Sie erzählt begeistert, dass sie Tierkinder liebe. Nach unserem Gespräch über Tierkinder frage ich sie, ob sie ein wenig dem Klang der Kantele lauschen wolle, so zum Ausklang. Sie stimmt zu. Nach der Musik sagt sie, sie habe Angst vor dem Sterben. Am liebsten würde sie nicht mehr aufwachen und einfach tot sein am nächsten Morgen. Sie wirkt sehr traurig, sehr ernst als ich gehe. „Sie wissen ja gar nicht, wie das ist, alleine gelassen zu werden", sagt sie zum Schluss.

Die Musik der kleinen Kantele berührt ohne Worte. Akustisch und optisch eignet sie sich als Symbolisationsfigur. Sie ist von weichem Holz, klein, zierlich und leicht. So repräsentieren „zartbesaitete" Melodieinstrumente wie die Kantele und die Leier Qualitäten, die Patienten oftmals an sich wahrnehmen: Zartheit, Zerbrechlichkeit und das Gefühl „wenige Töne" zur Verfügung zu haben.

Die Klänge am Krankenbett gehen in Resonanz mit den zarten Empfindungen der Patientinnen. Immer auf der Basis der Ressourcen schaffen sie Raum für Erinnerungen und Geliebtes, für Kindlichkeit und auch für eine bestimmte Form der Leichtigkeit inmitten der Schwere. Schon viele Male haben Patientinnen uns dieses Lied vorgesungen, wenn wir ihnen etwas auf der Kantele oder Leier vorgespielt haben. Als ob die Klänge dazu einladen würden, in das Erleben von Sehnsucht und Leichtigkeit hinein zu gelangen:

„Wenn ich ein Vöglein wär
und auch zwei Flügel hätt,
flög ich zu dir,
weil's aber nicht kann sein
bleib ich allhier

Bin ich gleich weit von dir,
bin doch im Traum bei dir
und red' mit dir.
Wenn ich erwachen tu bin ich allein.

Es vergeht kein Stund in der Nacht,
da nicht mein Herz erwacht
und an dich denkt,
daß du mir tausendmal
dein Herz geschenkt.

In meinem Gärtelein
blüht ein schön's Blümelein:
Vergiß nicht mein!
Dies Blümlein leg an's Herz
und denke mein!"

(Worte aus: „Des Knaben Wunderhorn", Weise: mündlich überliefert)

Häufig geschieht es, dass das Hören der Klänge die Patienten dazu anregt, mit zu singen oder das Instrument selbst in die Hand zu nehmen. Die

Instrumente sind leicht spielbar für einen Menschen, der wenig Kraft hat. Man kann ihnen, im Gegensatz zum Monochord, einfache Lieder und Melodien entlocken. So kommen immer wieder Lieder ins Spiel. Diese Art der Arbeit mit melodischen Klängen findet häufig im Wechselspiel mit Gesprächen statt. Oft ist es ein improvisiertes Geschehen zwischen Klängen, Liedern und Sprechen. Das Gesprochene kann in der Musik nachklingen und gefühlt werden oder die Musik ist eine Art „warming up" für ein Gespräch.

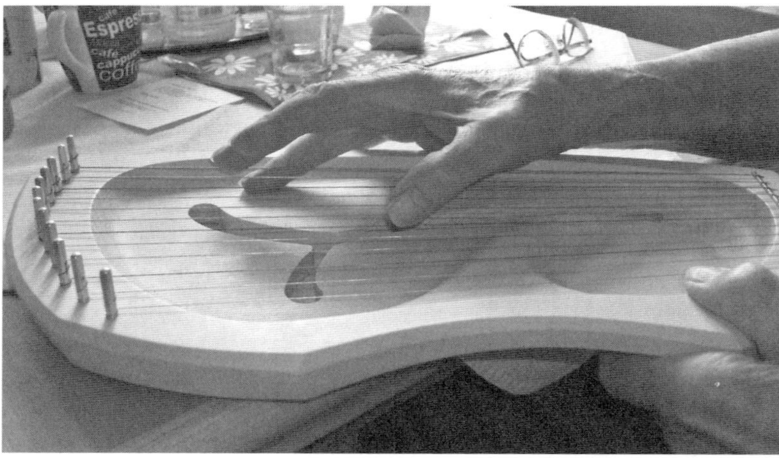

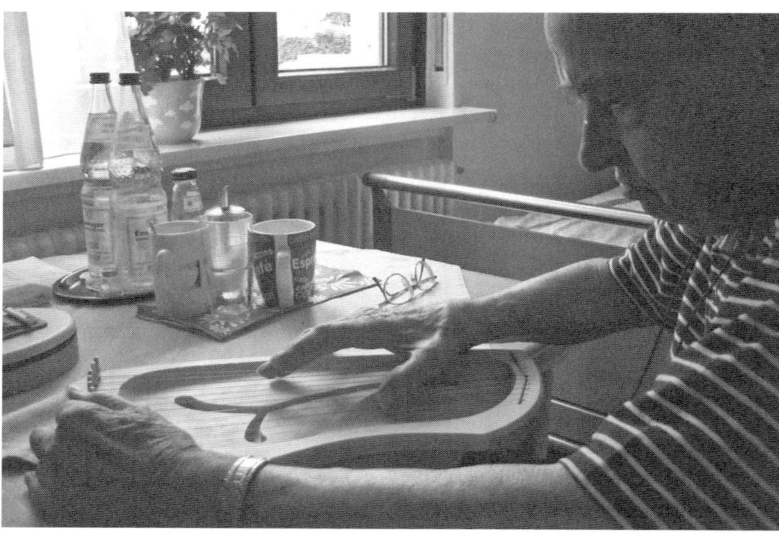

Abb. 4 und 5: Der Leier sind leicht Töne zu entlocken.

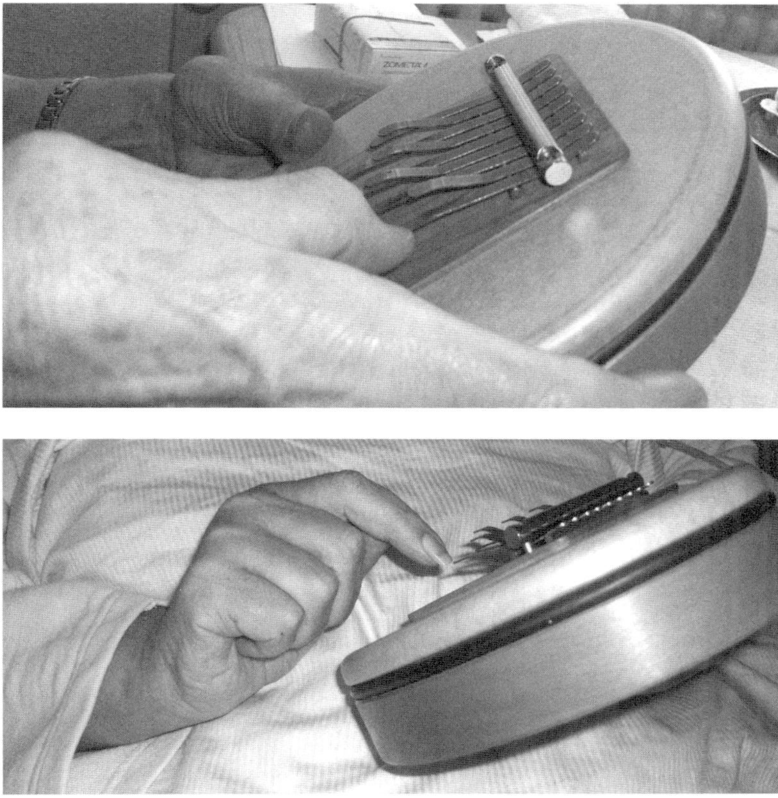

Abb. 6 und 7: Die Sansula ist ein Daumenklavier, das sich mit wenig Kraft leicht spielen lässt.

Ältere Menschen erzählen sehr oft von ihren Kindern und Enkelkindern, wenn man sie fragt, was ihnen wichtig ist im Leben. Frau G. weint. Eigentlich komme der Enkel immer nach dem Kindergarten zu ihr nach Hause. Jetzt komme sie vielleicht gar nie mehr nach Hause zurück. Nun frage ich sie, ob sie gerne ein paar Klänge hören möchte. Sie ist neugierig. Erst will sie das Röhrenglockenspiel hören, später die Kantele. Ich spiele Kindliches, Fröhliches, Zartes. Nach dem Spielen sagt sie, es gehe ihr allerhand durch den Kopf, sie wolle es jedoch für sich behalten. Sie hört noch etwas den Klängen der Kantele zu. Danach sagt sie, es berühre sie sehr, wie zart ihre Söhne momentan zu ihr seien, wo sie sonst früher gar nicht so feinfühlig gewesen sind. Es ist still. Ich erwidere, vielleicht mache die Situation der kranken Mutter die Söhne ein wenig zärtlicher. Stille.

Nicht jeder muss in eine positive Resonanz mit dieser Art der Behutsamkeit gehen. Sie kann berechtigterweise Wut und Aggression darüber auslösen, wie geschwächt und abhängig man sich fühlt. „Ja bin ich denn schon im Himmel oder was?“, hat einmal ein Patient moniert.

Tonträger

Die rezeptive Musiktherapie, die mittels Tonträger, und natürlich in Verbindung mit dem Gespräch durchgeführt wird, stellt die älteste Form von moderner Musiktherapie in der Sterbebegleitung dar. Im Folgenden werden Aspekte in Hinblick auf die Verwendung von Tonträgern skizziert, ohne auf das Prozedere von rezeptiver Musiktherapie als komplexes Geschehen einzugehen.

Tonträger, vor allem die CD, kommen je nach technischer Ausstattung in den Krankenzimmern als Repertoire zur Anwendung. Je nach der momentanen Befindlichkeit des Patienten und seiner musikalischen Vorlieben kann durch das gemeinsame Hören von Musik eine intensive Begegnung entstehen. Patient und Therapeutin sind hörende, rezeptiv empfangende der Musik – anders als in vielen Augenblicken, in denen die Therapeutin für den Patienten spielt und damit die Asymmetrie der Beziehung, sei sie auch noch so gut gemeint, in den Vordergrund rückt.

Die Auswahl der Musik kann durch den ausdrücklichen Wunsch des Patienten erfolgen oder aus der therapeutischen Intuition. Wenn Patienten nicht mehr in der Lage sind, sich verbal zu äußern, sind Aussagen Angehöriger in Hinblick auf die „Lieblingsmusik“ sehr wertvoll und hilfreich. Oftmals bringen sie dann eine Musik-CD mit, stellen sie für die Musiktherapie zur Verfügung oder hören sie bei ihren Besuchen gemeinsam an. Das Spektrum geht von gregorianischen Gesängen über Klassik, Folklore, Schlager, Jazz, Blues, Rock, Pop bis hin zu Weltmusik.

Die Nutzung von Tonträgern erfordert einen achtsamen Umgang mit Lautstärke, mit der Dauer der Musik und den Pausen. Ist ein Musikstück dem Patienten unbekannt, kann die Mitteilung über die Länge des Stückes ihm Orientierung und Sicherheit geben. Denn der Patient ist in vielerlei Hinsicht dem Geschehen ausgeliefert.

Das Hören von Musik, die dem Patienten aus seiner Biografie bekannt ist, unterstützt seinen Zugang zu Gefühlen, Assoziationen und Erinnerungen, die in einem ausschließlich verbalen Austausch nicht in der Weise zugänglich wären. Doch auch im Hören von nicht „vorbelasteter“ Musik können tiefe Gefühle, Entspannung, Erleichterung, Lust auf Bewegung oder – einfach ausgedrückt – Lebenslust geweckt werden.

Frau L., eine 73-jährige demenzerkrankte Patientin, zeigt bei meinem ersten Besuch kaum merkliche Reaktionen, weder verbal noch mimisch-gestisch. Als ihre Tochter hinzukommt, berichtet diese mir, ihrer Mutter zugewandt, dass sie beide die Sopranistin Anna Netrebko verehren und sie vor zwei Jahren im Konzert gehört hätten. Frau L. wird vitaler, sagt strahlend immer wieder: „Schöne Musik, schöne Stimme!" Beim nächsten Besuch liegen einige CD mit Arien, von Anna Netrebko gesungen, neben dem Bett. Von den Pflegenden erfahre ich, dass Mutter und Tochter viel gemeinsam diese Musik hören und genießen. So auch in unseren weiteren Begegnungen: wunderschön gesungene Opernarien füllen die Atmosphäre im Raum, Frau L. lauscht entspannt lächelnd der Musik und blickt gelegentlich freundlich zu mir hin.

Dieses Beispiel führt unter anderem zu der Erkenntnis, dass Musiktherapeutinnen zwar in der Regel so manch schöne Musik spielen können, doch eine Anna Netrebko, ein Fritz Wunderlich oder gar eine virtuos gespielte Instrumentalmusik, möglicherweise eine Sinfonie von Brahms, überschreitet das Vermögen aller Musiktherapeutinnen. Die Vollkommenheit der Musik, wer mag sich ihr entziehen? Schwerstkranke Patienten, die in ihrem Krankheitserleben mit zunehmenden Prozessen von Vergänglichkeit konfrontiert sind, können in der Ästhetik und Vollkommenheit der Musik Zugang zu ihrer inneren Schönheit und – Vollendung finden.

Musiktherapie ohne Musik

Erstmalig besuche ich Herrn A. in seinem Zimmer, die Gitarre und das Monochord an eine Wand stellend. Freundlich empfängt er mich und beginnt aus seinem Leben zu erzählen, ohne dass Musik als Thema auftaucht. Er berührt viele biografische Themen, vor allem aus seiner Kindheit und Jugendzeit, die durch die Kriegsjahre sehr geprägt war. Gegen Ende äußert er: „Komisch, dass ich Ihnen so viel von mir erzähle, das tue ich sonst nicht. Aber als ich Sie mit der Gitarre reinkommen sah, dachte ich sofort, das muss ein guter Mensch sein." Wir verständigten uns darauf, dass unser Kontakt auch so voller Musik war.

Besonders der musiktherapeutische Erstkontakt ist dadurch gekennzeichnet, dass manche Patienten auf unseren Besuch irritiert reagieren und eher fragend auf uns und die Instrumente schauen, wie zuvor in diesem Kapitel beschrieben. Die Reaktionen auf die Instrumente und die Möglichkeit, Musik im Krankenzimmer zu erleben, sind sehr vielfältig. Immer wieder kommt es vor, dass Patienten für den Kontakt offen sind und ihn auch wünschen, jedoch ausschließlich auf verbaler Ebene. Die Gründe hierfür können in der Angst vor Unbekanntem, Überwältigung durch Musik liegen oder dem Anliegen, Themen sprachlich zu artikulieren. Vor einiger Zeit äußerte ein Patient, mit dem ich im intensiven Gesprächskontakt war: „Zum Glück sind Sie keine Psychologin!“ Patienten, die bislang wenig oder keine Erfahrungen haben, mit Professionellen und zuweilen auch Angehörigen über ihre seelischen Prozesse zu sprechen, können skeptisch reagieren, wenn sie ein Gesprächsangebot von einer Psychologin bekommen. Phantasien, sie würden seitens des Teams für seelisch krank oder gar verrückt eingeschätzt werden, können sie blockieren, ein dergestaltes Angebot anzunehmen. Manche äußern auch negative Vorerfahrungen.

Ein weiteres Hindernis mag darin liegen, dass sie aufgrund ihres oftmals langen Behandlungsprozesses auf mehreren Ebenen „durchleuchtet“ wurden und sie daher ihre Nischen brauchen, wie in Kapitel 8 näher erläutert wird. Eine Musiktherapeutin, noch dazu mit vertrauten Instrumenten wie Gitarre oder Akkordeon ausgestattet, kann die mögliche Barriere, über sich zu sprechen, überwinden helfen, sozusagen auf dem „Nebenschauplatz“.

Die musiktherapeutische Begegnung orientiert sich an der momentanen Bedürfnislage des Patienten. Das heißt, dass während eines therapeutischen Prozesses über mehrere Stunden durchaus die Neugier, der Wunsch nach musikalischem Erleben entstehen kann. Ausschlaggebend für die Therapie und somit auch für die einzelnen Stunden ist der Behandlungsauftrag des Patienten, wie in Kapitel 4 beschrieben. Hinsichtlich des verbalen therapeutischen Kontaktes sind weitere Kriterien zu bedenken:

- Inwieweit ist die Musiktherapeutin mit psychotherapeutischer Kompetenz ausgestattet?
- Verfügt sie über zusätzliche Qualifikationen wie z.B. Gesprächstherapie, Gestalttherapie etc.?
- Vermag sie aufgrund ihrer Berufserfahrung ausschließlich verbale Therapien durchzuführen?

Falls eine Psychologin im Team mitarbeitet, kann eine Musiktherapie ohne Musik die psychologische Arbeit ergänzen oder konkurrierend beschneiden und mögliche Spaltungstendenzen des Patienten fördern? Um diese Fragen zu klären, ist ein enger Austausch im Team notwendig. Grundsätzlich bildet sich bei den beschriebenen Kriterien die Frage der therapeutischen Identität und der Rolle der Musiktherapeutin im Team ab.

Eine Seelsorgerin äußerte unlängst in einem Gespräch: „Sie haben es gut, Sie können wenigstens handeln, etwas tun, uns Seelsorgern bleibt oft nichts als schweigen.“ Zweifellos können wir oftmals mit unseren musikalischen

Angeboten eine Brücke bauen und Stimmungen, Motive, Unsagbares zum Klingen bringen.

Doch so wertvoll die Musik und das Gespräch im Kontakt auch sein mögen – es gibt Situationen, in denen Stille „angesagt“ ist. Vor allem gegen Ende ihres Lebens ziehen sich manche Patienten immer mehr zurück und geben zu erkennen, dass weder das Gespräch noch die Musik sie erreichen. Für uns Musiktherapeutinnen kann die Notwendigkeit, „einfach da zu sein“ eine Herausforderung darstellen und uns anbetracht der Unabänderlichkeit des Sterbens auf uns selber zurückwerfen mit all den existenziellen Fragen des Seins. Und für den Sterbenden kann die Stille, manchmal auch eine sanfte Berührung, eine tragendere Begleitung sein als Klänge oder Worte. Das sind Augenblicke größter Achtsamkeit und Gewahrsein dessen, was „stimmig“ ist.

Atmosphären im öffentlichen Raum

Martina Baumann

„Atmosphären entstehen, man findet sie vor, man gerät in sie hinein. Es gibt allerdings Berufe, in denen die Gestaltung von Atmosphären und Umgebungsqualitäten absichtsvoll betrieben wird. Neben Bühnenbildnern, Innenarchitekten, Filmemachern und Landschaftsplanern unter anderem gehören dazu sicherlich auch Musiktherapeuten.“ *(Deuter 2005, 226)*

Wenn wir einfach nur spielen, schaffen wir eine Atmosphäre. „Einfach“ spielen ist keine Hintergrundmusik, mit der ich mich hinter meinen Noten verstecke. In einer „spürbewussten“ Haltung der Achtsamkeit (Gindl 2002, 292) setze ich mich während des Spielens mit meiner Umgebung in Verbindung. Dies wirkt sich dann auch auf die Auswahl der Lieder und Instrumentalstücke aus.

Aus meinem Hospiztagebuch: Ich komme ins Haus und alle schlafen. Leise soll's sein. Ich spiele einfache Klavierstücke im Wohnzimmer. Diese Lieder belasten nicht mit komplexen Strukturen und Formen. Auch die Dynamik soll nicht extrem variieren. Nichts soll in die Extreme gehen. Es sind die kinderleichten Stücke, die tragen, gerade dann, wenn so ein Dämmerschlafzustand herrscht wie heute. Das Puppenwiegenlied von Schumann ist solch ein Stück und natürlich das erste Präludium in C-Dur von Johann Sebastian Bach. Beide Kompositionen sind weder fröhlich noch sind sie traurig. Später kommt ein Pfleger und sagt: „Was du da machst mit der

Musik, das ist gut so. Du nimmst die Stimmung des Hauses auf, dann spielst du und in gewisser Weise transformierst du die Stimmung in Töne. Und nun kann diese Töne jeder hören, sie sind allen zugänglich. Das ist eine heilsame Atmosphäre für alle."

Eine ältere Frau liegt in ihrem Raum neben dem Wohnzimmer, sie sagt der Schwester während ich Klavier spiele. „Ach, so ein Segen, ich werde so ruhig", sie kreuzt die Hände über der Brust und schläft, die Schwester geht ins Wohnzimmer und berichtet mir davon.

Die Psychotherapeutin und Musiktherapeutin Barbara Gindl bezeichnet in ihrer Promotion „Anklang – Die Resonanz der Seele" das Phänomen der Resonanz als eine „ganzheitliche Form des aufeinander bezogen Seins". Resonanz heißt „Anklang fühlen, Anklang finden und entspricht einem menschlichen Grundbedürfnis" (Gindl 2002, 15). Diese anschauliche Beschreibung entspricht dem Erleben von heilsamen Resonanzerfahrungen im Hospiz. Die Musik- und Psychotherapeutin Monika Renz beschreibt in diesem Zusammenhang das Phänomen der Musik als „Schwingungsumgebung", die von sterbenden Menschen als universale Muttersprache empfunden wird, welche an Gefühle pränataler und frühkindlicher Urgeborgenheit erinnert (Renz 2001, 57).

Was heißt das für die Atmosphäre, was heißt das für die Menschen im Hospiz? Wie bereits beschrieben, können gerade „einfache" Lieder und Musikstücke an früheste menschliche Urerfahrung von Geborgensein und Aufgehobensein erinnern. Den Herzschlag der Mutter, als rhythmisches Urkontinuum, erleben Embryos intrauterin etwa 26 Millionen mal; wir sind als Embryos akustisch einer Vielfalt von Geräuschen und Atmosphären im Körperinneren der Mutter „ausgesetzt". Das Wissen um die akustische Sensibilität des Säuglings im Mutterleib wird in der musiktherapeutischen Forschung und Praxis zur auditiven Stimulation Frühgeborener genutzt (Nöcker-Ribaupierre 1995). Auch später im Säuglings- und Kindesalter sind die meisten Menschen mit dem Summen und Singen einer Bezugsperson im Kontakt. Die Musik kann mit tieferen Schichten unseres Bewusstseins in Verbindung treten, sie erinnert uns „atmosphärisch". Meistens erinnert sie an ein positives Gefühl von Aufgehobensein im nonverbalen Raum. Aber sie knüpft natürlich auch an spätere Erinnerungen an.

Ein neuer Gast ist im Hause, er ist Engländer, Anfang fünfzig, und leidet unter einem Glioblastom. Er hat Besuch, ich gehe gar nicht in sein Zimmer, doch Schwester I. erzählt mir, dass er Folksongs mag. Ich richte mein Spiel danach aus und spiele Lieder wie „Streets of London",„Morning has broken", „Donna Donna". Später kommt die

Frau des Gastes und sagt, es sei so angenehm, der Musik zuzuhören. Ich lade Frau und Tochter ein, bei mir im Wohnzimmer zu sitzen. Die Frau erzählt mir, dass ihr Mann bald sterben werde. Beide beginnen zu weinen. Nach einer Zeit des schweigenden Miteinanderseins, lade ich Mutter und Tochter Aruna ein, etwas über den Mann, den Vater, zu erzählen. Die Ehefrau erzählt von Indien und den Ashrams, in denen sie zeitweise gelebt haben, von indischen Gurus, wie Sri Auroubindu und Sai Baba, auf dessen Schoß Aruna schon saß. Dann würden sie sicher viele indische Lieder kennen, frage ich sie. „Ja", sagt sie, „viele." Die Aufmerksamkeit geht zu den Klangschalen, ich gebe sie Aruna mit ins Zimmer des Vaters. Sie spielt damit. Das Kind sendet dem Vater zarte Klänge.

Die Musik, die im Wohnzimmer gespielt wird, ist ein Anlass, um miteinander ins Gespräch zu kommen. Sie erinnert an die kulturelle Geschichte, an den Reichtum und die Ressourcen eines schwerstkranken oder sterbenden Menschen und seiner Familie. In diesem Fall hat die Musik die Tochter dazu eingeladen, selbst etwas Musikalisches für den Vater zu tun und ihm auf diesem Weg ohne Worte ihre Liebe und Fürsorge zu zeigen.

Eine andere Wohnzimmergeschichte: Herr M. hat einen Schlaganfall und kann nicht mehr sprechen. Herr M. ist sehr unruhig und leidet sichtlich unter seiner Unfähigkeit, sich auszudrücken. Er kann kaum einen Moment alleine sein. Die Momente des Musik-Hörens sind Augenblicke, in denen sich die Pflegenden und Herr M. entspannen können. Er mag Chopinwalzer. Sie sind tänzerisch, aber nicht zu lebendig und doch ein wenig melancholisch. Ich singe viele Lieder für ihn, manchmal singt die Schwester mit: „Am Brunnen vor dem Tore", „Ich weiß nicht was soll das bedeuten". Ich versuche, an seinem Gesicht abzulesen, ob er etwas erkennt, ob ihm etwas gefällt, ob er etwas erinnert.

Für Menschen, die nicht mehr sprechen können, kann Musik sehr tröstlich sein. Herr M. war alleine und wie abgeschnitten von der Außenwelt. Etwas wurde in ihm beim Hören lebendig, der Rhythmus belebte ihn, die sanften Melodien beruhigten ihn oder machten ihn schläfrig. Herr M. veränderte seinen Gesichtsausdruck, wenn er uns die erste Strophe der Loreley singen hörte.

„Ich weiß nicht was soll es bedeuten,
Dass ich so traurig bin;
Ein Märchen aus alten Zeiten,
Das kommt mir nicht aus dem Sinn.

Die Luft ist kühl und es dunkelt,
Und ruhig fließt der Rhein;
Der Gipfel des Berges funkelt
Im Abendsonnenschein.

Die schönste Jungfrau sitzet
Dort oben wunderbar;
Ihr goldnes Geschmeide blitzet,
Sie kämmt ihr goldenes Haar.

Sie kämmt es mit goldenem Kamme
Und singt ein Lied dabei;
Das hat eine wundersame,
Gewaltige Melodei.

Den Schiffer im kleinen Schiffe
Ergreift es mit wildem Weh;
Er schaut nicht die Felsenriffe,
Er schaut nur hinauf in die Höh.

Ich glaube, die Wellen verschlingen
Am Ende Schiffer und Kahn;
Und das hat mit ihrem Singen
Die Lore-Ley getan."

(Heinrich Heine 1824, vertont von Friedrich Silcher 1837)

Wenn es Grenzen der Verbalisierungsfähigkeit gibt, kann Musik heilsame Erfahrungen von Zugehörigkeit ermöglichen. So kann ein Lied ein menschliches Gefühl, das der Betroffene selbst nicht ausdrücken kann, in Worte fassen. Das Lied ist in eine Melodie, einen Rhythmus sowie in eine harmonikale Struktur eingebettet. Zusammen mit dem Text wirken diese musikalischen Parameter wie eine nährende Hülle, in die sich der Hörende hineinbegeben darf, um so für einen Moment aus seiner Isolation heraus zu gelangen.

Synchronisation und atmosphärische Felder: Es kommt häufig vor, dass durch das Spielen eine kleine Gruppe im Wohnzimmer zusammenkommt. Man kann sich unterhalten, während gespielt wird. Die Musik lädt ein, sich mitzuteilen und Zusammensein mit und ohne Worte zu pflegen. Es entwickelt sich ein atmosphärisches Feld (Sheldrake 2003), innerhalb dessen man sich wechselseitig aufeinander bezieht und beeinflusst. Das heißt konkret, dass die Hörenden auch durch ihre Resonanz, ihre Kommentare und Wünsche auf die Spielenden Einfluss nehmen. Auf diese Weise entstehen Volksmusik- oder Kirchenlieder-Nachmittage, manchmal auch Schlager-Nachmittage. Dies hat zur Folge, dass der ein oder andere Patient oder Angehörige das jeweilige Feld verlässt, weil es mit ihm in diesem Moment nicht korrespondiert. Hierzu das Sprichwort: „Watt dem Enen sin Uhl, is dem Annern sin Nachtigall". Wenn jedoch eine Atmosphäre der gleichen Schwingung entstanden ist, dann wird diese, die man nicht planen kann, die eben geschieht, immer zu einem besonderen Moment. Musik kann im gemeinsamen Hören zu heilsamen Gruppen- oder gar zu Verschmelzungserfahrungen führen. Auch die Menschen, die im Hospiz arbeiten, nehmen an diesen Erfahrungen teil, sofern sie es möchten.

Atmosphäre und die Wiederbelebung guter Erfahrungen: Die Wichtigkeit von symbiotischen Erlebnissen als „Wiederbelebung guter innerer Erfahrungen" und die Bereitschaft eines kranken Menschen zu Synchronisationsprozessen wird in der modernen Psychoonkologie betont. Diese Sehnsucht setzen psychoanalytisch denkende Autoren auch in Zusammenhang mit einer Art Verführbarkeit für Volksmedizin und Aberglauben und sehen diese Verführbarkeit eher kritisch (Meerwein / Bräutigam 2000). In diesem Zusammenhang erlaube ich mir, die Haltung mancher psychoanalytischer Autoren zu hinterfragen, welche die Sehnsucht „nach dem Gefühl der Zugehörigkeit zur Urgruppe […] nach der Quelle des Lebens […] und nach absoluter Harmonie" (Meerwein / Bräutigam 2000, 108) meines Erachtens zu einseitig pathologisieren. Ebenso gut könnte man in der Sehnsucht nach Verschmelzungserfahrungen eine suchende Kraft der Menschen sehen, die an der Grenze des Lebens sind. Wir als Helfer sollten uns überlegen, wie wir diesem wertvollen Bedürfnis nach symbiotischen Erlebnissen gerecht werden können, ohne die Menschen zu manipulieren oder sie abhängig zu machen. So dient die Musik einer gesunden Regression und einer nährenden Resonanzerfahrung, mit der ich als Musiktherapeutin verantwortungsvoll umgehen kann.

Im Aufenthaltsraum der Palliativstation: Musiktherapie auf der Palliativstation geschieht vor einem anderen Hintergrund als die Musiktherapie im Hospiz. Die Patienten bewegen sich noch mehr im Bereich der Ambivalenz zwischen dem Kampf ums Überleben und dem Abschied nehmen. Noch werden große Hoffnungen selbst in palliative chemo- und strahlentherapeutische Behandlungen gesetzt. In diesem „Durchgangsstadium" wehren sich manche Patienten gegen zu viele Gefühle, obwohl sie voller Gefühle sind. Sie brauchen Zeit und Akzeptanz und wollen selbst entscheiden, wann sie emotionale Unterstützung annehmen und wann nicht. Es ist für uns Therapeuten hilfreich und wird auch den Patienten gerecht, wenn wir diese Spannung der Patienten und die damit verbundenen Frustrationen und Zurückweisungen aushalten und mittragen. Unser Atem muss länger sein und wir dürfen uns selbst und unseren Patienten die Zeit geben, die nötig ist.

Oft kommt es vor, dass Patienten keine „Lust" auf Therapie haben, aber durchaus offen sind für schöne Musik im Aufenthaltsraum. Musizieren im Aufenthaltsraum ist auch auf einer Palliativstation eine gute Möglichkeit, einen indirekten Zugang zu den Menschen zu bekommen. Welches Instrument gespielt wird, kommt ganz auf die Fähigkeiten des Musiktherapeuten / Musikers an. In dem Büchlein „Zum Ausklang des Lebens" beschreibt die Harfinistin Monika Binner (2007), wie sie regelmäßig auf einer Münchner Palliativstation für die Patienten musiziert und mit ihnen auf einfühlsame Weise in Kontakt kommt. Sie spielt im Aufenthaltsraum, in den Zimmern und auf dem Gang, je nachdem was gewünscht ist. Wir sollten das spielen, was wir spielen können und wollen und mit dem wir die beste Atmosphäre kreieren. Das Klavier hat viele Nachteile, es ist schwer zu transportieren und in den Gang zu schieben, aber es hat eine sehr gute Eigenschaft. Es steht immer da. Dazu hat ein Klinikseelsorger etwas sehr Treffendes gesagt. „Ein Klavier ist wie ein Seelsorger, es sollte immer da sein, auch wenn man es nicht immer benutzt." Ein Instrument, das immer da steht repräsentiert eine bestimmte Lebensart, auch wenn der Spieler nicht im Raum ist. Auch Patienten und Angehörige können damit spielen, es betrachten, etwas dabei erinnern.

Wenn wir musizieren sind wir für die Patienten Musikanten, weniger Therapeuten. Wir begrüßen Patienten möglicherweise schon mit der Bemerkung, dass wir bald musizieren werden. Dabei entstehen bereits erste Gespräche über Musikgeschmack, Vorlieben, über den familiären und kulturellen Hintergrund des Patienten, manchmal werden auch Wünsche formuliert. Sehr oft sind Patienten tief berührt, wenn sie über die musikalischen Fähigkeiten ihrer Kinder und Enkelkinder sprechen. In diesen Gesprächen kann man sich einen Eindruck von der Verfassung der Patienten und der Grundstimmung auf der Station machen.

Aus meinen Tagebuchnotizen: Ich sitze im Aufenthaltsraum und spiele Akkordeon. Das Ehepaar S., der Mann ist schwer krank, gesellt sich dazu. Ich spiele Gospels, die beiden singen mit. Sie erzählen mir, dass sie früher sehr aktiv im Chor gewesen seien. Die Frau hat Tränen in den Augen, auch der Mann wirkt sehr traurig. Wir singen zu dritt Gospels, Kirchenlieder und noch einige deutsche Volkslieder, wie zum Beispiel: „Kumbaja My Lord", „Mache dich auf und werde Licht". Zum Abschluss singen wir das Volkslied als Kanon:

> „Abendstille überall
> Nur am Bach die Nachtigall
> Singt ihre Weisen klagend ganz leise durch das Tal."

Im Palliativteam wurde es sehr wertgeschätzt, dass Herr S. sich an diesem Nachmittag auf seine Weise so öffnen konnte. Man sagte mir vorher, er würde sich nie auf Musiktherapie einlassen, er habe schon die Psychologin aus dem Zimmer „gejagt".

Atmosphäre geschützter Anonymität: Musizieren im Aufenthaltsraum ist ein indirekter Zugang. Es ist eine Form der geschützten Anonymität. Wenn wir uns vor Augen halten, dass die Patienten immer wieder vieles von sich preisgeben müssen, dann kann es auch eine gesunde Abwechslung sein, sich selbst überlassen zu sein, ohne allein gelassen zu werden. Dieses indirekte Angebot hebt sich ab von den vielen direkten Eingriffen, Zuwendungen, Kontaktangeboten vielfältiger Art, Gesprächen und diagnostischen Abklärungen, die man als Patient erfährt. Diese Art des Musizierens kann die Menschen direkt oder indirekt berühren. Der indirekte Raum lässt den Menschen die Freiheit, auf etwas zu zugehen oder sich für etwas zu öffnen.

Eine Schwesternschülerin berichtet mir, dass eine Patientin mit Tränen in den Augen im Bett liege und die Türen geöffnet haben wolle. Andere Patienten gingen mit Angehörigen von der Station gegenüber an unserem Aufenthaltsraum vorbei, standen an der Tür, bedankten sich für die Musik.

Ich habe die Erfahrung gemacht, dass sich Männer vor einem musiktherapeutischen Angebot am Krankenbett häufig zurückziehen, während sich Frauen von Klängen am Bett eher etwas versprechen. Die Männer kommen jedoch häufig in den Aufenthaltsraum, wenn ich musiziere. Dabei suchen sie den Kontakt und das Gespräch. Auf diese Weise haben sie den Kontakt unter Kontrolle. Es gibt vieles, was die Patienten auf Station nicht mehr unter Kontrolle haben: den Verlauf der Krankheit, die Achterbahn der Gefühle, Eingriffe, Besuche, Behandlungen und vieles mehr.

> Nie werde ich Herrn R., „den Patriarchen", vergessen, der mich auf meine Frage, ob er schon mal etwas von Musiktherapie gehört habe, aus seinem Zimmer hinauswarf. „Des brauch ich net", war seine unleidige Antwort. Von ihm habe ich gelernt, wie entwürdigend es sich für einen schwerkranken Patienten anfühlen muss, wenn er immer wieder gut gemeinte therapeutische Hilfe angeboten bekommt. Ich habe gelernt, dass es in Krankenhäusern Räume für nicht verordnete therapeutische Begegnungen geben muss. Unsere gemeinsame Geschichte war nämlich noch nicht zu Ende. Wochen später kam er einmal weinend in den

Aufenthaltsraum, als ich Volkslieder auf dem Akkordeon spielte und sagte zu mir, er sei von meinem Spiel aufgewacht. Die Volkslieder hätten ihn so gerührt. Er weint und findet kaum Worte. „Ich glaube, es geht bald zu Ende“, sagt er, geht weinend in sein Zimmer und sagt zu mir: „Bitte spielen Sie weiter und kommen Sie bitte nachher noch einmal zu mir“. Ich sage, dass ich das gerne mache und beim Spielen an ihn denken werde, er weint und geht. Später kommt er noch einmal, wieder ohne Worte für seine Gefühle, er wolle mir Pralinen schenken, ob ich das mag, es tue ihm so leid, dass er mich schon mal so abweisend behandelt habe. Ich solle bitte nachher kommen. Bevor ich nach Hause gehe, gehe ich noch einmal in sein Zimmer. Wieder weint er. Ich frage ihn, was ihn berühre. Er kann es nicht sagen, es sei eben so grundsätzlich, die Musik erinnere ihn an das gelebte Leben. Er bittet mich, ein Geschenk von zehn Euro anzunehmen, da er es nicht geschafft hat, Pralinen zu besorgen. Ich sage, dass ich das Geld nicht brauche. Er besteht darauf. So nehme ich die zehn Euro an. Ich habe das Gefühl, dass es ihn für einen Moment glücklich macht, wenn er etwas zu geben hat. Vielleicht wollte er auch etwas gut machen zwischen uns. Später kaufe ich mir einen Strauß bunter Rosen und denke an Herrn R.

Herr R. musste sich und seine Familie unter Kontrolle haben. Seine körperliche und emotional angeschlagene Verfassung erlebte er als Kränkung, er erlebte es als demütigend, jemanden oder etwas zu brauchen. Die Musik berührte ihn im Schlaf, er, der nie weinte, konnte durch sie einen spontanen Ausdruck für seine Gefühle finden und gleichzeitig Herr der Situation bleiben, indem er das „Setting“ bestimmte. Was berührte ihn in dieser Stunde? Ich hatte den Eindruck, dass es die ihm vertrauten Volkslieder waren. Oft kommen in den Texten der Lieder Metaphern vor, über die Heimat, die Natur, das Aufgehoben sein, aber auch über Trauer, Schmerz und Heimweh. Angesichts des Sterbens haben diese bildhaften Texte, verbunden mit den vertrauten Melodien, eine besondere Wirkung; so zum Beispiel das bekannte deutsche Volkslied:

„In schönstem Wiesengrunde
Ist meiner Heimat Haus;
Da zog ich manche Stunde
Ins Tal hinaus.
Dich, mein stilles Tal,
Grüß ich tausendmal!
Da zog ich manche Stunde
Ins Tal hinaus.

Muss aus dem Tal jetzt scheiden,
wo alles Luft und Klang;
das ist mein herbstes Leiden,
mein letzter Gang.
Dich, mein stilles Tal,
grüß ich tausendmal!
Das ist mein herbstes Leiden,
mein letzter Gang.

Sterb ich, in Tales Grunde
Will ich begraben sein:
Singt mir zur letzten Stunde
Beim Abendschein:
Dich, mein stilles Tal,
grüß ich tausendmal!
Singt mir zur letzten Stunde
Beim Abendschein."

(Christian Ganzhorn, 1841 aus dem schwäbischen Volksliederbuch)

Die Live-Musik im Aufenthaltsraum kommt dem Bedürfnis entgegen, selbst entscheiden zu können, wann man sich auf Musisches, Emotionales einlassen möchte. Es lässt den Menschen Raum, im Stillen berührt zu sein, besonders dann, wenn berührt sein nicht nur als erleichternd, sondern auch als kränkend und belastend erlebt wird.

Die Musik im Aufenthaltsraum kann dazu führen, dass Pflegende oder Ärzte einen Blick ins Zimmer werfen. Auch hier reguliert jeder auf seine Weise den Kontakt. Manche Mitarbeiter wirken eher etwas befremdet, manche beginnen ein Gespräch oder lassen sich anregen. Besonders Angehörige reagierten sehr dankbar und empfänglich für das Angebot, setzen sich dazu und reden sich ihre Sorgen von der Seele.

Das heilsame Wohnzimmer: Das Wohnzimmer ist kein Behandlungsraum. Im Wohnzimmer wird gegessen, Kaffee getrunken, Musik gehört, geredet. Es wird gelacht und manchmal fließen Tränen. Angehörige warten oder reden miteinander, Menschen ziehen sich miteinander zurück, um sich zu beraten oder zu trösten. Kinder malen ein Bild für die sterbende Mutter, ein Ehepaar sitzt mit einem Stück Kuchen zusammen, eine türkische Familie isst Mitgebrachtes von der Schwiegermutter: Döner, Falafel, Salat. Es finden dort Stationsbesprechungen und Teamrunden statt, am frühen Abend mache ich Musik und spreche mit den Menschen, die vorbeikommen, im Winter wird der Adventskranz angezündet. Das alles geschieht im Wohnzimmer. Das Wohnzimmer ist kein Arbeitszimmer, es ist der Raum der Begegnung, der Erholung und der Raum für Rituale, wie zum Bespiel an Weihnachten oder an Ostern. Im Wohnzimmer gibt sogar im Universitätsklinikum noch den Osterhasen. Als Patient, als Arzt, als Angehöriger holt man sich etwas aus diesem Raum. Man holt sich Rat, Erholung, eine andere Sichtweise, Stärkung, eine Auszeit, eine Pause, eine Erlaubnis für Regression. Das Wohnzimmer in einer klinischen Einrichtung und das Wohnzimmer zu Hause ist im Idealfall ein heilsamer Raum.

Der Benediktinerpater Anselm Grün spricht davon, dass jeder Mensch, was auch immer er Schlimmes erlebt hat, einen heilen Raum in sich hat. Wir Menschen sollten und dürften uns die Zeit nehmen, diesen heilen Raum zu betreten, um die Kraft, die von ihm ausgeht, zu spüren. Für ihn als Christ ist Gott in dem heilen Raum, Gott ist der heile Raum, der Gott in uns (Grün 1997).

Der Bewusstseinsforscher Ken Wilber bezeichnet den heilen Raum als das Zentrum im Sturm des Lebens und schreibt: „Im Auge des Hurrikans bist du sicher." (Wilber 2005 1) Christliche Mystikerinnen, wie zum Beispiel Theresa von Avila, aber auch moderne Verhaltensmediziner wie der Arzt und Meditationslehrer John Kabat-Zinn teilen die Sichtweise, dass die Menschen einen von Krankheit, Stress und Schmerz unabhängigen inneren Raum in sich tragen, dessen Zugang je nach kulturellem Hintergrund durch Gebet, Gesang, die Praxis der Achtsamkeit, Meditation und Kontemplation selbstverantwortlich gepflegt werden kann. Im Kapitel 7 gehe ich darauf noch einmal näher ein.

Das Wohnzimmer kann meines Erachtens ein äußerer „heiler" Raum werden und schafft dann besonders in einer Klinik günstige Bedingungen, dem inneren heilen Raum inmitten des Alltags näher zu kommen, auch wenn „der Sturm tobt". Auf einer Palliativstation bedeutet der Sturm für jeden etwas anderes: Für Schwestern und Ärzte ist es der Zeitdruck, für den Patienten die drohenden neuen Ergebnisse, für die Angehörigen der aufreibende, langsame Verlust des Familienmitgliedes. Es gibt gute Gründe, den Alltagsstürmen einen heilsamen Raum entgegenzusetzen.

Musik als Atmosphäre, ist das auch Musiktherapie? Was zeichnet das Musikantische im Gegensatz zum rein Künstlerischen aus? Kann jeder Musiker künstlerisch / musikantisch tätig sein in einem Hospiz oder auf einer Palliativstation? Kann man das Musikantische vom Therapeutischen trennen? Bedarf es nicht einer Ausrichtung als „Heiler", einer Ausbildung, zumindest einer speziellen Haltung, um die Kunst im Dienste schwerstkranker Menschen einzusetzen? Selbst wenn wir rein äußerlich vom Patienten manchmal – ein

Glück – nicht als Therapeutinnen zu identifizieren sind – ist es nicht doch unverzichtbar, dass wir quasi „Undercover" eine therapeutische zumindest eine „hospizliche" Haltung einnehmen?

„Sind solche MusikerInnen Architekten des Himmels? Wenn MusikerInnen Atmosphären als Klang hören und in ein Klangraumgefühl erweitern können, sind sie mit der Wirkung von Schwingungen im materiellen und spirituellen Sinn verbunden, dann sind sie Musiktherapeutinnen." *(Hegi 2005, 296)*

Ein Blick in die Geschichte zeigt, dass das Musikantische sehr wohl etwas mit Heilkunst zu tun hatte. Die Idee, dass Musiktherapeuten künstlerisch tätig sind und durch ihr ästhetisches Spiel Körper und Seele ihres Gegenübers wieder in Ordnung bringen, ist älter als die Vorstellung, das Musikantische vom Therapeutischen klinisch zu trennen. Vielmehr war Kunst meistens Gebrauchs- und Heilkunst. Und der Heilkünstler trat sehr wohl in der Öffentlichkeit auf, nicht nur im intimen Raum therapeutischer Zweisamkeit.

Musik als Heilmittel für Körper und Seele hat eine alte Tradition in vielen Kulturen und auch in unserer abendländischen Kultur. So war für den griechischen Philosophen Platon „Musik für die harmonische Ausbildung der Seele von großer Bedeutung" (Spitzer 2004, 5). Musik und Medizin wurden nicht getrennt, sondern ergänzten sich im Sinne eines ganzheitlichen Gesundungsprozesses. Doch im alten Griechenland und auch innerhalb der altorientalischen Krankenhäuser gab es keine klinischen Musiktherapeuten. Es waren Künstler und Künstlerinnen, die für das Gemüt der Menschen musizierten.

Um diese musikalische Dienstleistung zur Genesung eines Menschen oder zur atmosphärischen Einstimmung eines Hauses von der „L'art-pour-l'art"-Kunst des Bildungsbürgers und von der modernen Unterhaltungskunst abzugrenzen, nenne ich diese „Heil-Künstler" empathische Musikantinnen. Was unterscheidet die empathische Musikantin vom klassischen Künstler-Musiker? Die empathische Musikantin ist stark mit ihren Hörern verbunden und geht auf die Stimmung im Raum ein, ändert wenn nötig spontan das Programm. Sie knüpft an die Tradition mythischer Gestalten an, wie z. B. Orpheus aus der Unterwelt, der mit seinem Gesang die Steine zum Weinen brachte, die biblische Gestalt des Saul, der König David mit seinem Saitenspiel beruhigte, Gilgamesch, den Sumerer, der mit seinen Trommeln Ober- und Unterwelt erreichte (Harrer 1995, 113). Diese Sänger, Poeten, Musiker und Musikerinnen waren gleichzeitig auch Heiler und Heilerinnen. Sie wollten ihr Gegenüber mit ihrer Musik glücklich machen, indem sie das Herz und die Seele der Menschen zu erreichten versuchten. Die Verbindung zu den Hörenden im Dienste der Hörenden ist die oberste Priorität und wichtiger als technische Perfektion und beste Ausstattung, Ruhm oder Beifall.

Die Musikantin kennt und fühlt die Polarität zwischen erwünscht sein und stören. Sie geht damit kreativ und nicht selbstbezogen um. Neben der Kunst des Spiels oder des Gesangs ist es ihre Kunst, herauszufinden, wann, wo und was sie spielt. Sie spürt die Atmosphäre in einem Raum, sieht sich beim Spielen oder vor dem Spiel die Gesichter der Menschen an, sie spricht mit ihnen oder fragt sie nach Wünschen. Worte sind möglich aber nicht das zentrale Medium der Kommunikation. Die Musikantin geht auf die Zuhörer ein, zeigt Mitgefühl mit dem Umfeld, für das sie spielt. Die empathische Musikantin hat einen therapeutischen Hintergrund, präsentiert sich jedoch nicht als Therapeutin.

Die Lieder der Musikantinnen sind in der Regel aus dem Bereich der Volksmusik im weitesten Sinne. Es sind Lieder, die aus dem Leben und Leiden der einfachen Menschen entstanden sind: Psalmen, Gebete, Blues, Jazz, Gospels, Klezmer, Pop, Zigeunermusik, Lieder aus aller Welt, aber auch klassische Lieder und geistliche Musik.

Braucht eine Klinik Musikantinnen? In jeder Klinik gibt es Anlässe, Höhepunkte, Veränderungen, die gefeiert oder zumindest gewürdigt werden sollten: Wenn eine Station einen Gottesdienst gestaltet, um ihrer Verstorbenen zu gedenken, wenn eine neue Palliativstation eröffnet wird, wenn ein Jubiläum gefeiert wird. Die Anlässe selbst und die feierliche und somit auch die musische Gestaltung der Anlässe „unterbricht die Krankenhausroutine und gibt dem Tag und der Zeit auch vieler Mitarbeiterinnen eine besondere Note“ (Seelsorger).

Ich habe acht Experten der Palliativmedizin aus dem Bereich Klinikmanagement, Pflege, Medizin, Seelsorge, Psychologie, Klinikleitung, Verwaltung im Bezug auf Musik im Krankenhaus interviewt und detaillierte Antworten bekommen, die ich in Form von Originalzitaten wiedergeben möchte. Jeder dieser Personen ist mit Musik und mit Musikantinnen im Krankenhaus auf unterschiedliche Weise in Berührung gekommen.

▪ Musik als persönliches Geschenk

„Menschen, die krank sind, empfinden diese Form der Zuwendung (die Schenken mir ihre Zeit, ihr Können) als Geschenk und mitunter als Aufwertung ihres manchmal beschädigten Selbstwertgefühls.“ *(Seelsorger)*

„Musik als direktes Geschenk des Musikanten an eine kranke Person ist ein Erlebnis für beide Seiten und hat einen weitreichenden, gesundheitlich positiv wirksamen Nachhall. Über das Erlebnis wird erzählt und berichtet und es bleibt ein Geschenk im Gesundungsprozess.“ *(Ärztlicher Leiter einer Klinik mit Palliativstation)*

„Es wird einfach als wohltuend empfunden so persönlich wahrgenommen zu werden.“ *(Krankenschwester)*

- Musik als Stimulans, Einladung, Unterbrechung von Routine

„Gesundung hat immer damit zu tun, dass die Sinne angeregt werden und dass ein Schutz vor dem Veröden gegeben wird. Licht, Farbe und Klang sind dabei die Grundelemente. Sie sind sinnlich erfahrbar und fassbar, besonders dann, wenn Menschen anderen Menschen eine Mitteilung machen.“ *(Ärztlicher Leiter)*

„Je länger ein Patient im Krankenhaus liegt, umso wichtiger sind solche Highlights. Wenn ich nach einer Blinddarmoperationen nach drei Tagen entlassen werde, dann brauche ich das nicht!“ *(Oberärztin einer Palliativstation)*

„Ihr Auftritt bei uns im Krankenhaus hatte eine sehr positive Resonanz, insbesondere das musikalische Angebot fanden wir sehr schön ausgewählt, weil es etwas sehr Lebensbejahendes, Positives, Fröhliches ausgestrahlt hat und damit den Menschen ein positiver Impuls gegeben wurde.“ *(Pflegedienstleitung)*

Neue Impulse und sinnliche Anregungen sind für die Heilung im ganzheitlichen Sinne förderlich. Musik ermöglicht das Erleben heilsamer Momente und in diesem Sinne ermöglicht sie ein subjektives, wenn auch vorübergehendes, Erleben von Gesundheit inmitten von Krankheit. Das Erleben des einen Momentes ist jedoch die Basis des Erlebens von Gesundheit.

„In jedem Moment läuft unter den kybernetischen Gesetzmäßigkeiten die Aufrechterhaltung [...] des gesundheitlichen Gleichgewichtes (Homöostase) ab [...] Heilung wird als alltägliche Aktualisierung der Gesundheit verstanden, was mit dem Begriff der Salutogenese umschrieben werden kann.“ *(Walser 2005, 4)*

- Musik wird als heilsame Unterbrechung der Krankheit erlebt.

„Altbekanntes Liedgut bringt nicht selten bei den Menschen verborgene innere Seiten zum Schwingen. Im Unterschied zur Musikkonserve fühlen sich die Leute viel unmittelbarer von den lebendigen Sängerinnen zum Mitmachen eingeladen und wagen dies auch eher mal.“ *(Seelsorger)*

„Musik öffnet dem im Klinikalltag beengten Blick der Patienten ein Fenster.“ *(Seelsorger)*

„Das Konzert in der Klinik ermöglichte ein anderes Erleben von Krankenhaus, von Patienten aber auch von Pflegern und Ärzten bzw. vom ganzen Team!“ *(Stationsleitung)*

„Es braucht allerdings Sensibilität dafür, was wann wem gut tut. Nicht in jeder Situation können Patienten oder auch Mitarbeiterinnen Musik ‚vertragen'.“ *(Leitender Arzt)*

Immer wieder geht es um die positive Bedeutung des anderen Blickwinkels im Umgang mit Krankheit. Nicht zu unterschätzen ist, wie wohltuend das Einnehmen eines anderen Blickwinkels auch für die Begleiter selbst ist.

„Nun haben gerade die Veränderungen in der Wahrnehmung und die Veränderungen in der Aufmerksamkeit für den Heilungsprozess eine besondere Bedeutung. Die Fokussierung auf eine neue sinnliche Wahrnehmung darf nicht unterschätzt werden. Die Veränderungen in der Ausgestaltung eines Krankenhauses zum Beispiel mit Präsentation von Originalkunst beeinflusst sowohl die Patienten als auch die Mitarbeiter in der Einrichtung. Alles ist bereichernd, was zu einer wohltuenden Stimulierung der Sinne Anlass gibt. Die Pflege der Wertschätzung von Ungewöhnlichem, die Brüche scheinbarer Tabus sind m. E. gesundheitsstimulierend im umfassenden Sinn. Dies darf auch für die Musikanten im Krankenhaus gesagt werden.“ *(Ärztlicher Leiter)*

- Musik als Entspannung

„Es ist zu beobachten, dass Patienten, deren Wunsch nach ihrem Lieblingslied erfüllt wird, beim Zuhören eine entspanntere Körperhaltung einnehmen, die Stimmung wird verbessert und es wird einfach als wohltuend empfunden, so persönlich wahrgenommen zu werden.“ *(Krankenschwester)*

„Die Gesichter entspannen sich. Der Blick wird weiter. Eine Herzensgüte, die verschüttet ist, wird plötzlich lebendig und strahlt aus, sogar für das Umfeld. Als ob die Menschen unter dem Einfluss der Musik auch sensibler für ihr Umfeld werden." *(Seelsorger über Konzerte in der Klinikkapelle)*

- Musik als Trost

„Die Musik hilft mir, das in mir auszudrücken, was ich nicht mehr mit Worten sagen kann, weil es zu meiner Diagnose keine Worte mehr gibt!" *(Krankenschwester berichtet hier über die Aussage einer Patientin)*

„Er ist tot, was mir bleibt sind viele Erinnerungen, aber die letzte und tiefste ist die Musik, die uns in den schwersten Stunden begleitete, er ist fort und sie ist da. Ich mache die Augen zu und höre, er ist bei mir!!!" *(Angehörige)*

Rudolf Steiner schreibt zum Wesen des Musikalischen: „Das Urbild der Musik ist im Geistigen […] wenn der Mensch Musik hört, fühlt er sich wohl, weil diese Töne übereinstimmen mit dem, was er in der Welt seiner geistigen Heimat erlebt hat." (Steiner 1991, S.18)

Warum kann Musik tröstlich sein? Musik erinnert uns sowohl an unseren Ursprung in der geistigen Heimat, wie Steiner es ausdrückt, als auch an ursprüngliches Geborgensein vor und nach der Geburt. Die Erfahrung von Klang, Rhythmus, Tonfall ist in jedem Menschen körperlich gespeichert. Ich persönlich habe die Erfahrung gemacht, dass Musik tröstlich ist, weil sie dem Menschen ein Gefühl von „zu Hause sein" vermitteln kann, unabhängig von Zeit- und Raumbegrenzung, von Leben oder Tod, gesund sein oder krank sein, ebenso unabhängig von einer bestimmten religiösen Überzeugung.

Soll sich eine Klinik Musikanten im Krankenhaus leisten oder gibt es Gegenargumente? Die Antworten zur zweiten Frage bewegten sich zwischen politischer Forderung und realer Skepsis:

- Plädoyers für Musik im Krankenhaus

„Wenn eine Klinik den Anspruch auf ganzheitliche Versorgung in Anspruch nimmt, ist es ein Prädikat, das unbedingt zum Weiterempfehlen einer Klinik dient. Live Musik, verbunden mit dem Eingehen auf die Wünsche der Zuhörer, sollte zum Therapiekonzept jeder Klinik gehören." *(Palliativkrankenschwester)*

„Ein Haus sollte sich das leisten, das meine ich schon und stehe auch mit meinen Kollegen voll dahinter.“ *(Palliativpflegende)*

„Die besondere Pflege und die besondere Aufmerksamkeit auf die sinnlichen Aspekte im Alltagsgeschehen eines kranken Menschen beginnen meinethalben bei einer guten Schmerzbehandlung nach einer Operation und enden bei guten Gesprächen im Rahmen des therapeutischen Teams. Das therapeutische Team würde sich aus Ärzten, Pflegekräften, Seelsorgern, Musikanten und vielen anderen Personen zusammensetzen. Sie würden den kommunikativen Rahmen abbilden, in denen die Patienten versorgt werden. Hierbei ist die sinnliche Aufmerksamkeitslenkung auf emotionale und gedankliche Aspekte von Bedeutung, die zunächst einmal nicht unmittelbar mit dem Krankheitsgeschehen zu tun haben. Hier genau hat die Musik, die ein besonderes Erleben ermöglicht (nicht die Konservenmusik und die Berieselung), einen besonderen Heilungswert.
Angesprochen werden und sich angesprochen fühlen, sind auch Kriterien, die beim Wohlfühlen und sich gut versorgt sehen, Bedeutung haben. Die Wertschätzung und die Form der Versorgung aus denen diese Wertschätzung erfahrbar ist, sind für Patienten in den Krankenhäusern von Bedeutung. Wenn im Tagesablauf etwas geschieht, etwas ungewöhnlich ist und etwas erlebt werden kann, was sozusagen außerhalb des Tarifes ist, dann ist zugleich ein entsprechender Werbeeffekt gegeben, der das Krankenhaus von anderen abhebt. Es scheint mir die Live-Musik zu sein, die eine persönliche und direkte Adressierung hat, die besonders zu pflegen ist. Die Patienten müssen wissen, dass diese Live-Musik ihnen gilt und für sie gespielt wird. Sie müssen die Live-Musiker live sehen und live sprechen können und ihnen auch etwas mitgeben können. Die Wirksamkeit und die Nachhaltigkeit des Erlebnisses kann durch das therapeutische Team gefördert werden. Dies ist eine Frage der Haltung und diese wiederum ist nur bedingt eine Frage der Finanzen.
Wenn also die Geschäftsführung und das therapeutische Team die Live-Musik im Krankenhaus trägt, wird es eine Bereicherung und zugleich auch therapeutische Maßnahme sein. Die ganzheitliche Medizin wird zunehmend in den Hintergrund gedrängt. Im Zeitalter der ‚blutigen Entlassung‘ nehmen sich Überlegungen mit Blick auf sinnliche Erfahrungen und Erfahrungsveränderungen fast schon verwunderlich aus. Und doch besteht gerade hier ein ‚therapeutischer Imperativ‘.“ *(Ärztlicher Klinikleiter)*

- Suche nach Lösungen

„Hierzu ist leider zu sagen, dass die Akutkrankenhäuser aufgrund der sehr angespannten Finanzsituation im Gesundheitswesen wahrscheinlich nicht in der Lage sein werden, ein solches Angebot für die Patienten anbieten zu können, was sehr bedauerlich ist. Die einzige Möglichkeit sehe ich über die Spendenschiene. Wobei auch hier anzumerken ist, dass zum Beispiel Palliativstationen und Hospize, von der ökonomischen Seite her betrachtet, sowieso ein defizitäres Geschäftsfeld sind und somit auf Spenden dringend und grundsätzlich angewiesen sind. Vielleicht wären Organisationen wie Lions Club, Kiwanis, Rotarier usw. für eine Finanzierung eines solchen Projekts zu begeistern.“ *(Pflegedienstleitung)*

„Die Schwierigkeit liegt in der Finanzierung solcher Veranstaltungen. Einen realistischen Weg sehe ich in dem dauernden Bemühen um Spendengelder. Ohne diese wären auch bei uns diese Veranstaltungen schwer zu realisieren.“ *(Leitende Ärztin)*

- Das Ehrenamt in Ehren halten

„Ob und wie viel (bezahlte) Live-Musik sich eine Klinik leisten kann, hängt sicher auch von der finanziellen Situation des jeweiligen Hauses ab. Ehrenamtlich dargebotene Musik allerdings kommt noch mal anders an. Die Patienten und Mitarbeiterinnen fühlen sich beschenkt. Die Musikanten opfern ihre freie Zeit für uns ist ein nicht zu unterschätzender Aspekt.“ *(Krankenhausseelsorger)*

6 „Besondere Menschen“

Dorothea Bünemann

Im vorangegangenen Kapitel haben wir die elementaren musiktherapeutischen Bausteine in Palliative Care beschrieben. Nun richten wir den Fokus exemplarisch auf Patienten und ihre Angehörigen, die uns in besonderer Weise beschäftigen. Aufgrund ihres lebensgeschichtlichen Hintergrundes, ihres Lebensalters und damit verbundenen zusätzlichen Einschränkungen oder ihrer besonderen musikalisch-künstlerischen Begabung fordern sie uns in unserer musiktherapeutischen Kompetenz auf vielen verschiedenen Ebenen heraus. Wir nennen das Kapitel deswegen „besondere“ Menschen, obwohl wir wissen, dass jeder auf seine Weise besonders ist.

Das kollektive Trauma der Nazizeit

Ältere Menschen sind im Palliativbereich und Hospiz überdurchschnittlich oft repräsentiert. Sie sind biografisch stark geprägt durch ihr Erleben der Nazizeit und des 2. Weltkrieges. Seit einigen Jahren wird im Kontext der Traumaforschung die Erfahrung dieses Zeitgeschehens als kollektives Trauma vielfach beschrieben.

Vorab möchte ich anhand von Fakten und Zahlen mögliche traumatische Ereignisse im Leben älterer Männer und Frauen in den Jahren 1933–1945 aus dem deutschsprachigen Raun darstellen. Diese Zeit war gekennzeichnet durch:

- Verfolgung von Andersdenkenden, Andersfähigen, Homosexuellen, Angehörigen anderer Kulturen,
- Zwangsarbeit,
- Euthanasie,
- Konzentrationslager,
- Beobachtung von Gewalttaten gegen andere Menschen, z. B. Tötungen, Vergewaltigungen,
- Erleben von Misshandlungen, Vergewaltigungen,
- Zwangssterilisationen, Medikamentenversuche, Zwangsoperationen, Zwangseinweisungen in Psychiatrien,
- Verlust der Eltern, Kinder, Geschwister, anderer Verwandter und nahe stehender Menschen,
- Verlust der Wohnung,

- Bombardierung,
- Kämpfe,
- Flucht und Vertreibung, Zwangsumsiedlungen,
- Kriegsgefangenschaft,
- Hungersnot.

Dazu einige Zahlen (Radebold 2004):

- Insgesamt kamen 11 % der Bevölkerung ums Leben, also jede neunte Person,
- 11 Millionen deutscher Soldaten kamen in Kriegsgefangenschaft.
- Bei Bombenangriffen starben 600.000 bis 800.000 Zivilisten.
- Aus den Gebieten östlich der Oder-Neiße flohen mehr als 7 Millionen Menschen oder wurden vertrieben, aus den früheren deutschen Siedlungsgebieten etwa 5 Millionen.
- 200.000–400.000 Menschen wurden verschleppt, die Hälfte von ihnen kam ums Leben.
- Es gab 1,5–2 Millionen Kriegswitwen, annähernd 2,5 Millionen Halbwaisen und ca. 100.000 Vollwaisen.
- Etwa 25 % aller deutschen Kinder wuchsen nach dem Krieg vaterlos auf.

Ein erheblicher Teil der Betroffenen, die in ihrer Kindheit und Jugendzeit extreme Belastungen und Traumatisierungen erfahren haben, entwickelten in der Folgezeit Angsterkrankungen, posttraumatische Belastungsstörungen (die damals als solche nicht identifiziert wurden), Identitäts- und Beziehungsstörungen. Ein anderer Teil der Betroffenen blieb während des frühen und mittleren Erwachsenenalters weitgehend symptomfrei, ist jedoch im Alter sehr gefährdet, eine Traumareaktivierung zu erfahren.

Der körperliche Alterungsprozess, der mit zunehmender Abhängigkeit und Hilflosigkeit einhergehen kann, wird von vielen Menschen als belastend und bedrohlich erlebt. Sie fühlen sich ausgeliefert, werden dadurch emotional labil, wodurch die Gefahr einer Retraumatisierung steigt. Im Alter kann bei vulnerablen Menschen die Reaktivierung des Traumas entstehen durch:

- Wegbrechen jahrelanger Bewältigungsstrategien,
- Erkrankung,
- Veränderung im Umfeld,
- Verrentung,
- Ohnmachtsituationen,
- Pflege,
- eigene Endlichkeit,

- Bedürfnis, Unerledigtes zu erledigen,
- Aktivierung des Langzeitgedächtnisses,
- eingeschränkte Autonomie,
- Gewalt in der Pflege,
- Verluste von Angehörigen und Freundinnen.

Zinnecker (2007) beschäftigte sich mit der Frage, welche kollektiven Angebote in Westdeutschland zur Resilienz geschaffen wurden, um die individuellen seelischen Wunden des Krieges zu „heilen“:

- Wirtschaftswachstum, Vollbeschäftigung und Wiederaufbau,
- Versprechen einer erneuerten sozialen Integration durch soziale Marktwirtschaft.
- Anstelle der quasi-religiösen Weltanschauung des Nationalsozialismus nahmen die großen christlichen Konfessionen eine wichtige Position ein und sie erlebten in den ersten beiden Nachkriegsjahrzehnten eine außerordentliche Renaissance (die Rolle der Kirche in der Nazizeit war sehr zweifelhaft).
- Politische säkulare Sinngebung der Nachkriegsjahrzehnte: europäische Idee und Integration in das System westlicher Demokratien, zunächst westlicher Verteidigungsbündnisse.
- Offene und verdeckte Wiedergutmachungsangebote, wie z.B. finanzielle Wiedergutmachung in Form des Lastenausgleichs insbesondere für Flüchtlinge.
- Aus medizingeschichtlicher Sicht gesundheitspolitische Besonderheiten, wie auffallend verbreitete Verschreibung von Kuren und medizinisch begründeten Verschickungen,
- vorübergehend verbreitetes Zugeständnis eines vorzeitigen Ruhestandes.

In der Arbeit mit älteren Menschen haben wir es häufig mit vielschichtigen Verwundungen zu tun, nicht zuletzt durch das aktuelle Erleben einer lebensbedrohlichen Erkrankung. Oftmals mussten sie eine Fülle von strapaziösen Behandlungen und zuweilen auch Behandlungsabbrüche bewältigen. Nun sind sie mit dem bevorstehenden Sterben konfrontiert.

Das Ausmaß ihrer früheren traumatischen Erfahrungen, ihre möglichen resilienten Anteile sowie retraumatisierendes Erleben können uns in der Begegnung mit sterbenden Menschen zu Beginn nicht zugänglich sein. Jedoch erweist es sich in der therapeutischen Arbeit als enorm bereichernd, das Wissen um oben skizziertes zeitgeschichtliches Geschehen und ihre Auswirkungen auf seelische Prozesse im Hintergrund bereit zu halten.

Was bedeutet das nun für die Musiktherapie in Palliative Care, welche Chancen und Gefahren birgt die Musik? Vor allem gilt es, eine vertrauensvolle Beziehung aufzubauen und eine sichere Umgebung zu schaffen. Hinsichtlich musiktherapeutischer Interventionen ist es hilfreich und zugleich sinnvoll, auf vertrautes musikalisches rezeptives und aktives „Instrumentarium" zurückzugreifen, wie z. B. Volkslieder, Schlager, Choräle, Operetten, Musicals, Opern und klassische Musik. Vor dem Hintergrund, den Patientinnen die Kontrolle für ihr Tun zu „überlassen", ist es wichtig, ihre Kompetenz und Ressourcen zu mobilisieren und letztendlich Raum für ihre Wünsche zu geben, sie selbst ihre Musik wählen zu lassen. Durch gemeinsames Singen, welches in der Generation der heutigen älteren Menschen den Königsweg darstellt, werden das Erleben der Gemeinschaft, des Ausdrucks und des Gestaltens geweckt. Ferner können Erinnerungen an ihre Kindheit in der Zeit der Weimarer Republik, Nazi- und Kriegszeit hochkommen. Häufig besteht der Wunsch, Erlebnisse mitzuteilen.

Durch Fragen nach Bewältigungsstrategien, wie z. B. „Wie haben Sie es geschafft, das zu überwinden?", „Was hat Ihnen damals geholfen?" können wir mögliche aktive und passive Coping-Strategien und ihre Ressourcen erfahren und mobilisieren. Konkret musiktherapeutisch hieße es beispielsweise im Sinne der Stabilisierung: „Welche Musik, welches Lied täte Ihnen jetzt gut?"

Beim Einsatz von Klanginstrumenten wie dem Monochord oder dem Gong können Assoziationen wie Fliegerangriff und überhaupt Gefahr, Bedrohung entstehen. Wenn Patientinnen diese Instrumente selber spielen und somit Kontrolle über das musikalische Geschehen haben, werden eher positive Empfindungen geweckt.

Rhythmusinstrumente können im Sinne der Stabilisierung eingesetzt werden, da Rhythmus strukturiert und damit Sicherheit vermitteln kann. Ferner mobilisiert er das kollektive „Wir-Gefühl", die Gemeinschaft. Zudem werden Patientinnen mit ihrer Kraft konfrontiert, sie machen sich laut hörbar. Voraussetzungen für die musiktherapeutische Begleitung älterer und häufig traumatisierter Menschen sind:

- Konfrontation mit dem Trauma meiden und den Fokus auf die Stabilisierung richten (im Sinne von Selbstbestimmung, eigener Kontrolle und Freude).
- Wenn Betroffene reden möchten, eigene Grenzen und die der Mitpatientinnen abklären.
- Ressourcen und Stärken ansprechen, Isolation vermeiden,
- Raum für Gefühle ermöglichen,
- Information über Zeitgeschichte,
- Information über Traumatisierung und PTBS,

- Bewusstsein der eigenen mehrgenerationalen Geschichte der NS-Zeit (Ebene der Auseinandersetzung mit Schuld, Verlusten und Traumata der eigenen Eltern, Großeltern, etc.).

Frau M., eine damals 72-jährige Patientin, besuchte ich regelmäßig während ihres 3-wöchigen Aufenthaltes auf der Palliativstation. Sie genoss es, die von ihr gewünschten Volkslieder gemeinsam mit mir zu singen. Trotz ihres Alters wirkte sie auf mich wie ein kleines Mädchen; einer ihrer Söhne, beide sind Pfarrer von Beruf, vermittelte den Eindruck, als übernähme er die väterliche Funktion. Gegen Ende ihres Aufenthaltes wünschte sie sich von mir das Wolgalied (eine Arie aus der Operette: „Der Zarewitsch" von F. Léhar). Glücklicherweise hatte ich dieses Stück in meiner CD-Sammlung und konnte es daher mit ihr anhören, leicht besorgt, welche Gefühle in ihr aufkommen würden.

„Steht ein Soldat am Wolgastrand"
„Allein! Wieder allein!
Einsam wie immer.
Vorüber rauscht die Jugendzeit
In langer banger Einsamkeit.
Mein Herz ist schwer und trüb mein Sinn,
Ich sitz im goldnen Käfig drin.

Es steht ein Soldat am Wolgastrand,
hält Wache für sein Vaterland.
In dunkler Nacht allein und fern,
Es leuchtet ihm kein Mond, kein Stern.
Regungslos die Steppe schweigt,
Eine Träne ihm ins Auge steigt:
Und er fühlt, wie's im Herzen frisst und nagt,
Wenn ein Mensch verlassen ist, und er klagt,
Und er fragt:
Hast du dort oben vergessen auf mich?
Es sehnt doch mein Herz nach Liebe sich.
Du hast im Himmel viel Engel bei dir!
Schick doch auch einen davon zu mir."

(Text: Bela Jenbach u. Heinz Reichert)

So manches Mal hatte ich in vorherigen therapeutischen Situationen mit älteren Menschen tiefe, dramatische emotionale Reaktionen

erfahren. Frau M. lag friedlich lächelnd in ihrem Bett, summte mit und wirkte ganz entspannt. Nach der Musik begann sie zu erzählen: „Ich war ganz nah bei meinem Vater." Er war als Soldat in Stalingrad und sei dort gefallen, als sie acht Jahre alt war. Sie sei in den Jahren danach in einem Frauenhaushalt, gemeinsam mit Mutter und Großmutter, groß geworden (Stalingrad liegt an der Wolga und heißt heute wie auch vor der Stalinzeit Wolgograd). Mit dieser Musik fühle sie sich so stark mit ihrem Vater verbunden, zudem an dem Ort, wo er starb.

In der Betrachtung dieses Liedes als Gestalt wird darin die Thematik von Krieg, Ohnmacht, Einsamkeit und Hoffnung zum Ausdruck gebracht. Frau M. beschäftigt sich durch dieses Stück mit einem wichtigen, unerledigten, unabgeschlossenen Teil aus ihrer Biografie. Nur zu verständlich wird ihre kleinmädchenhafte Ausstrahlung.

Frau B., eine 83-jährige Frau, wunderte sich in unseren Begegnungen, dass sie in letzter Zeit so häufig an den Krieg denke. Jahrelang seien die Erinnerungen daran begraben gewesen. Ich lud sie ein, zu erzählen, was immer sie mir mitteilen wolle. Es folgten Beschreibungen von erschütternden Szenen, zahllosen Bombenangriffen, die sie als junge Frau im Luftschutzbunker aushalten musste. So manches Mal harrte sie ohne ihre Familie unter Fremden aus, in völliger Ungewissheit um das Überleben ihrer Familie. „Es ist eigenartig, in letzter Zeit habe ich immer die Strophe im Kopf, die ich damals im Luftschutzkeller gesungen habe, wenn der Lärm der Bomben auf uns niederprasselte." So sang sie mir diese für sie entscheidenden Verse aus dem Choral „Mein Auge wacht" (Text: Johann Wilhelm Berger 1747–1829) vor:

1. Mein Auge wacht
jetzt in der stillen Nacht;
nun ist mein Herz bedacht,
dich, Gott zu loben.
Ach schenke mir Kraft,
zu lobsingen dir
mit deinen Heilgen hier
und denen droben.

2. Die stille Zeit
sei, Jesus, dir geweiht,
nichts soll die Einsamkeit
vor dir entweihen.

Schließ selber du
mein Herz vor allem zu,
damit es sich in Ruh
mög in dir freuen.

3. Wie preis' ich dich,
mein Jesu, dass du mich
aus Gnaden kräftiglich
zu dir gezogen.
Ach hätte doch
mit größrer Treue noch
sich deinem sanften Joch
mein Herz gebogen.

4. O Gott voll Huld,
du trägst mich mit Geduld,
vergabst so oft die Schuld,
als ich dich flehte;
und dann sprachst du
mir wieder freundlich zu
und schenktest süße Ruh
mir im Gebete.

5. Doch deine Gnad,
die angefangen hat,
wird auch nach deinem Rat
das Werk vollenden.
Ich trau es dir,
ach stärk den Glauben mir;
ich lass mich für und für
nur deinen Händen.

6. *Beim Sturm der Welt*
sei Anker, der mich hält,
und birg mich in dein Zelt,
wenn alles zaget;
in Not und Pein
nimm mich, o Liebe, ein,
so harr ich kindlich dein,
bis dass es taget.

7. Preis, Lob und Ehr
sei dir je mehr und mehr,
o Heilger hoch und hehr,
in Jesu Namen:
im Staube hier
oft unter Streit und Müh
und einst in Harmonie
der Engel. Amen

Aus der Resilienzforschung ist bekannt, dass Religiosität einer der protektiven Faktoren, beziehungsweise der Bewältigungsstrategien bei kritischen und traumatischen Lebensereignissen sein kann (Bucher 2007). Frau B., eine praktizierende Christin, konnte in ihrem Glauben Ressourcen mobilisieren, durch das Singen Emotionen ausdrücken und sich somit in vergangenen wie aktuellen belastenden Situationen aus einem Ohnmachtsgefühl heraus stabilisieren.

Meine Erfahrungen haben mich gelehrt, dass es keine standardisierte Musik in der Arbeit mit kriegstraumatisierten sterbenden Menschen gibt und daher auch keine Patentrezepte. Vielmehr müssen wir von der Annahme ausgehen, dass jede Musik sowohl stabilisierend als auch labilisierend wirken kann, zumal Musik oftmals an Erinnerungen geknüpft ist, deren Inhalt uns zumeist unbekannt ist.

Gerade im Bereich der Lieder, Chöre und Arien gibt es Beispiele, die uns, sofern wir sie kennen, sofort vermuten lassen, dass sie dramatische Emotionen auslösen können, wie das oben erwähnte Wolgalied. Andere Beispiele sind:

- „Ich hatt einen Kameraden."
- „Wahre Freundschaft soll nicht wanken."
- „Der Gefangenenchor" (aus Nabbucco von G. Verdi)
- „So nimm denn meine Hände."

Solange Patientinnen in der Lage sind, ihre Musik zu wählen, können wir davon ausgehen, dass sie bereit sind, den Gehalt und mögliche Emotionen zuzulassen. In besonderer Weise sind wir herausgefordert, wenn die Patientinnen sich nicht mehr äußern können. Hilfreich ist es dann, über den Kontakt zu Angehörigen musikalische Vorlieben zu erfahren. Wenn auch das nicht möglich ist, sind wir ganz auf uns gestellt, geleitet von unserer Intuition und, wenn wir dessen gewahr werden, unseren Gegenübertragungsgefühlen. Häufig erlebe ich bei mir den Impuls, älteren Patientinnen, die sich kaum spürbar mitteilen können, ruhige, friedliche Lieder, Schlaf- und Wiegenlieder vorzusingen und zu spielen.

Auch wenn es manchmal schwerfällt: Es ist hilfreich, eigene mögliche Wertungen hinsichtlich der Nazizeit zurückzuhalten, um den Patientinnen Raum zu geben, ihre Erlebnisse offen äußern zu können. Meine eigenen Grenzen spüre ich bei deutlicher Identifizierung mit dem Naziregime, wenn beispielsweise antisemitische und sonstige rassistische Äußerungen fallen oder das Horst-Wessel-Lied gewünscht oder gar gesungen wird. Da vermag ich meiner therapeutischen Haltung – alles hat seinen Raum und kann thematisiert werden – nicht mehr zu folgen.

Der dementiell erkrankte Mensch

Mit zunehmendem älter werden, geht die Möglichkeit und Wahrscheinlichkeit, an Demenz zu erkranken, einher. So steigt ab dem 60. Lebensjahr „die Demenzinzidenz exponentiell an, die Prävalenz verdoppelt sich alle 5 Jahre" (Wrobel / Niefer 2008, 873). Es sind unter 2 % der 60- bis 70-Jährigen betroffen, bei den über 85-Jährigen steigt die Rate auf 25 % (Wrobel / Niefer 2008). Auch die Demenz ist in der Regel durch einen irreversiblen Prozess gekennzeichnet.

Genauer auf die Genese, Formen und Verlauf von dementiellen Entwicklungen einzugehen, würde den Rahmen dieser Arbeit sprengen. Daher soll kurz skizziert werden, welche Symptome diese zumeist hirnorganische irreversible Erkrankung kennzeichnen: Beeinträchtigungen im Bereich der Orientierung, des Gedächtnisses (vor allem des Kurzzeitgedächtnisses), der Sprachproduktion und des Sprachverständnisses und daraus folgender Mangel an Verbindung zur Realität, zum Hier und Jetzt. Die emotionale Ebene bleibt weitestgehend erhalten. Neben den kognitiven Störungen können folgende Symptome auftreten:

- Wahn,
- Halluzinationen,
- Aggressivität,
- psychomotorische Unruhe,
- Störungen des Tag-Nacht-Rhythmus,
- Affektive Störungen,
- Ängste.

Wenn dementiell Erkrankte ihr vertrautes Umfeld verlassen müssen, oftmals gegen ihren Willen, stellt dieses eine große Herausforderung für alle Beteiligten dar, insbesondere für die betroffenen Patientinnen. Denn durch die ohnehin bestehende Beeinträchtigung hinsichtlich ihrer Orientierung fühlen sie sich einer fremden Umgebung ausgeliefert. Das kann ihre fragile kognitiv-seelische Struktur zusätzlich erschüttern, ihre Symptome können sich – zusätzlich vor dem Hintergrund einer lebensbedrohlichen Erkrankung, oftmals einhergehend mit starken Schmerzen – verstärken. In Veröffentlichungen, die sich an tiefenpsychologischen Konzepten orientieren, wird postuliert, nicht

„*gegen* die Demenz anzugehen, sondern das seelische Erleben unter dem Einfluss des hirnorganischen Abbauprozesses zu verstehen und die daraus entstehende Not, Verzweiflung und Verwirrung psychotherapeutisch zu beantworten suchen" *(Tüpker 2001, 91).*

Entsprechend können bestimmte Themen weder vorgegeben noch ausgeschlossen werden.

„Also weder befürworten, jeder müsse sich bewusst mit dem eigenen Tod, erlittenen Verlusten, nicht integrierten Erlebnissen auseinandersetzen noch jemandem aufgrund seines Alters die Möglichkeit absprechen, traumatische Erlebnisse, zu bearbeiten." *(Tüpker 2001, 91)*

Das bedeutet für konkret musiktherapeutisches methodisches Vorgehen grundsätzlich eine entsprechende Offenheit bezüglich der Instrumente, Improvisationen, Musikauswahl etc.

Zugleich müssen wir einschränkend bedenken, dass sterbende demenzerkrankte Patienten in Palliative Care in ihren Aktivitäten durch Bettlägerigkeit eingeschränkt sind, ihnen oftmals begrenzte Ausdrucksmöglichkeiten zur Verfügung stehen. Außerdem kann die Gestaltung einer tragfähigen, vertrauensvollen therapeutischen Beziehung nur – aus zeitlichen Gründen – begrenzt, im Hier und Jetzt hergestellt werden, was Auswirkungen auf die Bearbeitung lebensgeschichtlicher Themen hat.

Frau G., eine 83-jährige demenzerkrankte Frau, kam vor wenigen Tagen aus einem Pflegeheim auf die Palliativstation, da ihre fortgeschrittene Tumorerkrankung intensiver ärztlicher und pflegerischer Behandlung bedurfte. Im Team wurde sie als verschlossene und schwer zugängliche Patientin beschrieben, die offensichtlich keine Angehörigen hatte. Emotional wirkte sie sehr verschlossen, durch ihre sparsame verbale Kommunikation war schwer zu erfassen, wie es ihr wirklich ging, ob sie Schmerzen hatte und was ihr gut täte. Als ich sie erstmals besuchte und mich vorstellte, schaute sie mich kurz an und wendete sich bald wieder von mir ab. Meine Fragen hinsichtlich ihrer musikalischen

Vorlieben und Vorerfahrungen beantwortete sie mit einsilbigem „Ja" oder „Nein".

Als ich die Gitarre zu mir nahm und ein paar Klänge, Akkorde ohne bestimmte Absichten spielte, begann sie plötzlich „O Tannenbaum" zu singen – es war Februar. Sie kannte die Texte der drei Strophen:

„O Tannenbaum, o Tannenbaum,
wie treu (grün) sind deine Blätter!
du grünst nicht nur zur Sommerszeit,
nein auch im Winter, wenn es schneit!
O Tannenbaum, O Tannenbaum,
wie treu (grün) sind deine Blätter.

O Tannenbaum, o Tannenbaum,
du kannst mir sehr gefallen!
Wie oft hat nicht zur Weihnachtszeit
ein Baum von dir mich hocherfreut!
O Tannenbaum, O Tannenbaum,
Du kannst mir sehr gefallen!

O Tannenbaum, o Tannenbaum,
Dein Kleid will mich was lehren:
Die Hoffnung und Beständigkeit
gibt Trost und Kraft zu jeder Zeit.
O Tannenbaum, O Tannenbaum,
Dein Kleid will mich was lehren."

(Text: Strophe 1 von J. H. Zarnack (1820), Strophen 2 und 3 von Ernst Anschütz (1824), Melodie nach den alten Studentenliedern „Lauriger Horatius" und „Gott grüß dich, bruder staudinger".)

Sie sang mit kräftiger Stimme, schaute mich immer wieder an und wirkte sehr wach. Wiederholt hob sie an, dieses Lied zu singen. Verbal blieb unsere Kommunikation sehr sparsam – das Lied war unser Botengänger.

Mal abgesehen von der Jahreszeit: Dieses Lied fügt sich melodisch wenig in die Reihe der sonst eher getragenen, wiegenliedartigen, zumeist christlichen Weihnachtslieder ein. Die Quarte, die das erste Intervall bildet und die dann folgenden punktierten Achtel haben einen Aufforderungscharakter, wie er sonst in Wander– und Jagdliedern anzutreffen ist. Der Inhalt dieses Liedes mutet zunächst schlicht, einfach an.

Bei genauerer Betrachtung des Textes steht thematisch die Lebensbejahung, Kontinuität und Verlässlichkeit im Vordergrund, die zu jeder Zeit Ressourcen wie Mut und Kraft bereitstellen.

Aus der Biografie von Frau G. habe ich nie etwas erfahren. So bleibt mir auch unerschlossen, ob und welche Bedeutung dieses Lied vor ihrem lebensgeschichtlichen Hintergrund hatte. Die Tatsache, dass sie dieses Lied von sich aus anstimmte, auch in den folgenden Tagen immer wieder, selbst bei der Visite, spricht dafür, dass es für sie sinngebend war und sie darüber mit anderen kommunizierte. Wer weiß, ob sie letztendlich genau spürte, was ihr gut tat und wonach sie sich sehnte?

Herr S., ein 78-jähriger demenzkranker Mann, lag seit seiner Aufnahme in der Palliativstation unruhig in seinem Bett und wurde als wenig kompliant in jeder Hinsicht geschildert. Stets versuchte er, Schläuche und Kanülen zu entfernen. Er verweigerte die Nahrung, bei Besuchen drehte er sich schnell abwehrend zur Seite. Zu seinem Zimmernachbarn nahm er keinerlei Kontakt auf.

Bei meinem ersten Besuch schaute er mich kurz an und wendete sich von mir ab. Dennoch blieb ich im Zimmer und stellte mich seinem Zimmernachbarn vor, der sich über Besuch freute, zudem mit der Option, Musik hören zu können. Als ich Herrn S. aus der Ferne fragte, ob wir ihn stören würden, wenn gleich Musik erklinge, kam ein leises „Nein". Ich spielte und sang auf Wunsch des Zimmernachbarn alte Schlager und Volkslieder vor. Beim Abschied drehte Herr S. sich um und winkte mir zu. Zwei Tage später wollte Herr S. zu Beginn meine Hand halten, zog sie alsbald abrupt zurück und wandte sich von mir ab. Wie in der Stunde zuvor gesellte ich mich zu seinem Zimmernachbarn, der schon erwartungsvoll auf der Bettkante saß und mir mitteilte, was er sich für heute wünsche. Ich vergewisserte mich bei Herrn S. und wieder gab er uns „grünes Licht". Nach einigen Takten vernahm ich ein leises Brummen, das sich zusehends als schöne, sichere Baritonstimme von Herrn S. entpuppte. Sein Zimmernachbar und ich waren überrascht und teilten ihm mit, wie gut uns seine Stimme gefiele. Herr S. drehte sich um, uns zugewandt. Während der darauf folgenden Lieder begleitete er uns weiterhin. Später setzte ich mich zu ihm und er nahm meine Hand. Ich fragte, woher er so schön singen könne. Er begann zu erzählen, dass er jahrelang im Chor gesungen habe und welche Musik ihm besonders gefiel. Er konnte die Verbindung zu mir aufrechterhalten und sich nun auch sprachlich mitteilen.

Vermutlich hatte auch hier die Musik die Funktion als „Botengängerin". Aus sicherer Entfernung, absichtslos, lockte ihn die Musik an, die

ihm aus seiner Erinnerung vertraut war und damit auch seine kommunikativen Fähigkeiten mobilisierte.

In beiden Beispielen, die repräsentativ für viele andere Erfahrungen sind, dient strukturierte vertraute Musik, hier also Lieder und Schlager, als Zugang und Ausdrucksmöglichkeit für dementiell erkrankte Menschen.Bei aller Offenheit für Improvisationen, Klangreisen und sonstige freie, ungebundene musiktherapeutische Angebote auch bei dementiell Erkrankten, die zudem oft bettlägerig und ausgeliefert sind: Es sind die vertrauten, alten Melodien, deren Struktur ihnen sicheren Boden gibt, auf dem sie sich mitgestaltend äußern können.

Wie in Kapitel 5 ausführlich beschrieben, klingt in der nach Möglichkeit von Patientinnen gewählten musikalischen Struktur, wie der eines Liedes, Schlagers, Chorals, einer Operetten- oder Opernmelodie, Vertrautes an, das orientierungsfördernd ist. Zugleich spiegeln sich in ihren Melodien und Texten Alltags- und Lebensthemen wie Jahreszeiten, Weihnachten, Heimat, Liebe, Verlust, Ruhe, Glauben, Fröhlichkeit und dergleichen mehr wieder.

„Als Lied ist die Melodie die Gestalt schlechthin, die Gestaltung von zwei oder mehr Figuren bzw. Motiven, welche zueinander in Beziehung gesetzt und dadurch gestaltete Aussagen werden. Ein Lied kann in verschiedenen Tonlagen, Instrumentalfarben, Sprachen oder Kulturen gespielt oder gesungen werden – was bleibt, ist seine Gestalt.“ *(Hegi 1986, 179)*

In der vertrauten „Gestalt“ können Menschen, die sich als „unvollständig“, verwundet und fragmentiert sehen, sich als geschlossenes Ganzes erleben, sei es durch aktives (mit-)singen, sei es durch das Hören.

Auch das für den demenzerkrankten Sterbenden „aktuelle Thema des Abschiednehmens und des Todes kann in Liedern auf symbolischer Ebene anklingen und bearbeitet werden“ (Heinze 2005, 161).

Die Angehörigen

Es gibt im musiktherapeutischen Feld nur wenige Bereiche, in denen die Präsenz und die Einbeziehung der Angehörigen und Freundinnen zu jedweder Zeit von so immenser Bedeutung sind wie in Palliative Care. Sterbende sind von einem individuell unterschiedlichen persönlichen Netzwerk umgeben; sie erfahren je nach Familienstand und Gestaltung familiärer und freundschaftlicher Beziehungen Begleitung. Häufig spielen Freundinnen und Bekannte auch am Lebensende eine tragende Rolle. So möchte ich in dieser

Arbeit zu der Gruppe der Angehörigen die Freundinnen und Bekannten einbeziehen. Als Sterbebegleitende und zugleich Betroffene, die sich im Prozess des Abschiednehmens befinden, übernehmen sie, je nach individuellem Vermögen, eine Doppelrolle, die zu extremen Belastungen führen kann.

In der intensiven Sorge um den Sterbenden, der häufig unter Schmerzen, Übelkeit und Ängsten leidet, können die Angehörigen ihre Trauer und Zukunftssorgen oftmals nicht kommunizieren; vor allem in partnerschaftlichen Beziehungen entwickelt sich dann eine Asymmetrie: Die mütterliche, väterliche Ebene rückt in den Vordergrund. „Dies wirkt umso schwerer, je weniger die alte Rollenverteilung mit der neuen übereinstimmt." (Balck 2006, 184)

Angehörige können durch ihren Prozess des Abschiednehmens so mit ihrem eigenen Leid beschäftigt sein, dass sie nicht in der Lage sind, den Sterbenden fürsorglich zu begleiten. Dieses kann weit reichende Folgen haben: Der Sterbende fühlt sich isoliert und einsam, die Angehörigen entwickeln Schuldgefühle. Letzteres führt dann zu einer erschwerten Trauerverarbeitung. Daher stellt in Palliative Care die Einbeziehung und vor allem die Unterstützung der Angehörigen einen wichtigen Stellenwert für alle Beteiligten dar. Oftmals jedoch zeigen und entwickeln Angehörige enorme Fähigkeiten in Anbetracht der herausfordernden Situation.

Im musiktherapeutischen Alltag ist es meistens unvorhersehbar, ob wir einen oder mehrere Angehörige in unseren Kontext einbeziehen, je nach familiären und sonstigen sozialen Bindungen und nicht zuletzt dem jeweiligen Augenblick entsprechend.

Jederzeit müssen wir dafür offen sein, dass sie bereits im Patientenzimmer anwesend sind, während der Musiktherapie hinzukommen oder außerhalb des Patientenkontaktes mit uns Verbindung aufnehmen. Sie können:

- als Vermittelnde zwischen Patient und uns fungieren, wenn Patienten Scheu und Ressentiments haben oder sich nicht äußern können,
- uns als Bindeglied, als Dritte nutzen, wenn zuviel Sprachlosigkeit, Erschöpfung, Beziehungsarmut, Leere und Starre im Raum ist,
- als Betroffene und Bedürftige und auch Teil des Systems im Patientenzimmer mit partizipieren,
- einen von Patientinnen unabhängigen Kontakt herstellen, uns einen individuellen Auftrag geben und
- den musiktherapeutischen Kontakt unterbinden.

In der Arbeit mit den Angehörigen sind wir mit ihrer Trauer, Verzweiflung, Vermeidung und dem Wunsch nach verständlicher Ablenkung in Form von Alltagsgesprächen in Kontakt. Zugleich bilden sich in der Begegnung zentrale Aspekte wie Loyalität, Konkurrenz und aktuelle wie biografisch verankerte komplexe Beziehungsthemen ab. Deren Bearbeitung hängt vom Behandlungsauftrag der Patientin und / oder der Angehörigen, nicht zuletzt auch von der verbleibenden Zeit ab. Mit einigen Beispielen möchte ich nun die Einbeziehung von Angehörigen in die musiktherapeutische Arbeit darstellen.

> **Bei meiner ersten Begegnung mit Frau B., einer 50-jähigen Patientin, war ihre jüngere 18-jährige Tochter zu Besuch. Beide empfingen mich freundlich einladend. Frau B. berichtete mir sehr bald, dass sie darauf vorbereitet sei, bald sterben zu müssen. Durch ihre Familie und durch ihren Glauben erfahre sie Stärke und Unterstützung. Sie sei dabei, ihre Beerdigung vorzubereiten. Dabei wünsche sie sich den Choral: „So nimm denn meine Hände" (Text: Julie von Hausmann, Melodie: Friedrich Silcher). Dieses Musikstück wurde u.a. bei ihrer kirchlichen Trauung gespielt. Ob wir den Choral nun gemeinsam singen könnten.**

„So nimm denn meine Hände
Und führe mich
Bis an mein selig Ende
Und ewiglich!
Ich mag allein nicht gehen,
Nicht einen Schritt;
Wo du wirst geh'n und stehen,
Da nimm mich mit.

In dein Erbarmen Hülle
Mein schwaches Herz
Und mach es gänzlich stille
In Freud und Schmerz.
Laß ruhn zu deinen Füßen
Dein armes Kind;
Es will die Augen schließen
Und glauben blind.

Wenn ich auch gleich nicht fühle
Von deiner Macht,
Du bringst mich doch zum Ziele,
Auch durch die Nacht.
So nimm denn meine Hände
Und führe mich
Bis an mein selig Ende
Und ewiglich!"

Die Atmosphäre während der Musik war ergreifend friedlich, Mutter und Tochter hielten einander die Hände. Meine Gedanken waren vor allem bei der jungen Tochter, wie sie wohl mit dem bevorstehenden Abschied zurechtkommen würde. Doch sie zeigte keinen „Unterstützungsbedarf", äußerte vielmehr den Wunsch, beim nächsten Mal ein weiteres christliches Lied zu singen, sie würde die Noten mitbringen.

Einige Tage später traf ich Frau B. im Stationsflur in Begleitung ihrer Eltern und beider Töchter. Sie sprach mich an, ob wir uns später im Wohnzimmer sehen könnten. Sie wolle gerne gemeinsam mit ihrer Familie singen; ihre Tochter hatte die Noten für das Lied dabei. In der Zwischenzeit erfuhr ich von einer Schwester, dass die Eltern von Frau B. sehr belastet seien, zumal sie bereits vor zwei Jahren den Tod ihrer zweiten Tochter durch eine Krebserkrankung verkraften mussten.

Später im Wohnzimmer saßen wir zusammen, Frau B., ihre Eltern und Töchter und ich. Die jüngere Tochter zeigte mir das Lied „Ich bin bei dir" (von Daniel L. Burgess/Deutsch: Birgit Dörnen), das sie nun zu meiner Klavierbegleitung sang. Die anderen hörten andächtig zu, getragen von dem tröstlichen Text und der Melodie. Nun bat Frau B. „ihr" Lied: „So nimm den meine Hände" gemeinsam zu singen und ob ich am Clavoniva den Orgelklang einstellen könne. Nach den ersten Versen vernahm ich ein Schluchzen des Vaters, kurz überlegte ich, ob ich nun weiterspielen könne, ob die Musik nicht zu überwältigend für ihn sei. Währenddessen sah ich, wie die jüngere Tochter sich zu ihrem Großvater setzte und ihn liebevoll tröstete, die ältere Tochter sich sorgend um ihre Großmutter kümmerte und Frau B. entspannt sang, ihre Familie wahrnehmend. So ergreifend dieser Augenblick auch war – in ihm offenbarte sich, welche Bindungen, Ressourcen und Unterstützungspotentiale diese fünf Menschen trugen.

Herr L., an einem inoperablen Hirntumor erkrankt, wurde von seiner Frau liebevoll betreut. Sie berichtete mir außerhalb des Krankenzimmers, dass sie erst seit wenigen Wochen mit der Diagnose konfrontiert sei und sich noch in einem Ausnahmezustand befinde. Sie könne sich ein Leben ohne ihn gar nicht vorstellen, sie seien seit fast 25 Jahren glücklich verheiratet. Der Zustand ihres Mannes habe sich binnen weniger Wochen rapide verschlechtert, oft sei er nicht ansprechbar, motorisch unruhig und sturzgefährdet. Manches Mal rede er unverständliche Worte.

Meine Begegnungen fanden überwiegend mit beiden statt, mal im Kranken-, mal im Wohnzimmer. Als passionierter Hobbyschauspieler trug er uns Passagen von Texten vor, die er noch von seiner aktiven

Zeit in Hamburg, viele Jahre zurückliegend, parat hatte. Er zeigte sich als jovialer, charmanter und geselliger Hanseat. Hinsichtlich musikalischer Wünsche äußerten beide eines Tages, sie würden gerne das Lied „Wir wollen niemals auseinander gehen" hören. Bei meinem nächsten Besuch saßen sie am Wohnzimmertisch zusammen mit anderen Gästen des Hospizes, der anlässlich ihrer Silberhochzeit dekoriert wurde. Frau L. äußerte mir gegenüber ihre Sorge, sie könne weinen, wenn ich nun „ihr" Lied spielen würde. Ich ermutigte sie, dass ich sie gut verstehen könne, wenn sie berührt sei und sagte, sie könne entscheiden, was nun für sie und ihren Mann gut sei. Sie stimmte nach kurzem Abwägen zu:

„Wir wollen niemals auseinander gehn,
Wir wollen immer zueinander stehn.
Mag auf der großen Welt auch noch so viel geschehn,
Wir wollen niemals auseinandergehn.
Unsre Welt bleibt so schön,
Wir wollen niemals auseinandergehn.

Sieht man die Menschen sich sehnen
Und sieht ihren Schmerz, ihr tränen,
Dann fragt man sich immer nur: muß das so sein?
Immer nur scheiden und weinen
Und immer nur warten und leiden,
Und hier so wie dort ist jeder allein.
Schenkt euch immer nur Liebe,
Schenkt euch immer Vertrauen,
Nichts ist so schön wie die Worte,
Die ewigen Worte: „mein Herz ist nur dein!"

Wir wollen niemals auseinander gehn,
Wir wollen immer zueinander stehn.
Mag auf der großen Welt auch noch so viel geschehn,
Wir wollen niemals auseinandergehn.
Unsre Welt bleibt so schön,
Wir wollen niemals auseinandergehn."

(Text und Melodie: Michel Jary, Bruno Balz, Gloria de Vos; Interpretation: Heidi Brühl)

Beide sangen nun ihr Lied, dabei kamen ihr die Tränen, doch sie verlor sich nicht darin. Gegen Ende dieser Feier veränderte sich der Zustand

von Herrn L. schlagartig und er wollte zurück in sein Zimmer. Es sei der schönste Tag in seinem Leben gewesen. Wenige Stunden später starb er. Frau L. war von schlechtem Gewissen geplagt, dass sie sich selbst nie gefeiert hätten. Offensichtlich hatten sie ein sehr zurückgezogenes zufriedenes Leben ohne festliche Rituale gelebt. Mit dem Wissen, dass ihr Mann seinen letzten Tag so erfüllt erlebt hatte, konnte sie sich von ihren Schuldgefühlen lösen.

Das Motiv des Schlagers mag sie innerlich weiter in sich tragen als innere Verbundenheit, wie auch immer sie ihr Leben in Zukunft führen wird. Natürlich war nicht nur die Musik ausschlaggebend für den erfüllenden letzten Tag von Herrn L., sondern der gesamte Rahmen, die Feier im Wohnzimmer mit Kerzen, Dekoration, Gebäck und vor allen den anderen Gästen. So bat eine Bewohnerin des Hospizes ihre Enkelin, die eine Fotolehre machte, ihre Kamera mitzubringen. Vor allem für Frau L. war es wichtig, diesen Tag auch durch die Bilder in Erinnerung zu halten.

Diese Beispiele veranschaulichen, auf welch unterschiedliche Weise die musiktherapeutische Arbeit die Angehörigen integrieren kann. Es gibt jedoch immer wieder Situationen, in denen die Angehörigen die therapeutische Begleitung ablehnen. So kann es geschehen, dass wir – unbeabsichtigt – in eine dichte Atmosphäre eindringen, wir schlichtweg „überflüssig“ sind. Manches Mal erlebe ich Ressentiments hinsichtlich der Musik und, was nicht immer differenziert fassbar ist, mir gegenüber. Auch kommt es immer wieder vor, dass die Patientinnen meinen Besuch begrüßen und die Ressentiments ihrer Angehörigen sehr wohl spüren. Um keine Loyalitätskonflikte zu schüren, ziehe ich mich zurück. Ich behalte mir vor, die Patientin zu einem späteren Zeitpunkt zu besuchen, wenn sie den Wunsch hat, nachdem ihre Angehörigen sich verabschiedet haben.

Wie die Beispiele zeigen, kann die Einbeziehung Angehöriger eine Bereicherung für alle Beteiligten darstellen, in welcher Rolle sie auch immer sind.Besonders wenn Patienten sich nicht – mehr – verbal äußern, sind vor allem Informationen seitens der Angehörigen in Hinblick auf musikalische Vorlieben und Hörgewohnheiten sehr hilfreich (wie in Kapitel 5 exemplarisch beschrieben), nicht zuletzt auch für sie selbst, können sie doch ihre gemeinsame stille, sprachlose Zeit auch mit Musik, die sie möglicherweise mit gemeinsamen Erinnerungen verbinden, gestalten.

Aus Reaktionen von Angehörigen der Verstorbenen wird deutlich, dass die letzte gemeinsam gehörte, erfahrene Musik von besonderer Bedeutung für sie sein kann.

Frau M., die Mutter eines verstorbenen 40-jährigen Mannes, rief mich wenige Tage nach seinem Tod an. Sie begleitete ihren Sohn in seinen letzten Stunden. In den Wochen zuvor entstand ein intensiver Kontakt zwischen ihm und mir. Mit zunehmender Schwäche wünschte er sich von mir, dass ich für ihn auf dem Monochord spiele. Die Klänge führten ihn an seinen Lieblingsort, einen Bach im Wald. Er genoss die Musik, die ihn von seinen Sorgen um seine Familie entlastend fortführte. Wenige Stunden vor seinem Tod trat ich in sein Zimmer. Seine Mutter und seine Schwester, die ich vorher nie gesehen hatte, wirkten einladend und so setzte ich mich zu ihnen. Ich erklärte ihnen, dass ihr Sohn bzw. Bruder die Klänge des Monochords sehr entspannend erlebt hätte. Mit ihrem zunickenden Einverständnis begann ich zu spielen und leise wiegenliedartige Melodien zu summen. Dabei saß ich hinter der Mutter, um die Zweisamkeit weitestgehend zu wahren. Frau M. streichelte über den Bauch ihres Sohnes und sprach tröstende beruhigende Worte zu ihm, ihre Tochter stand leise weinend am Bett. Wenige Stunden später starb er. Frau M. erzählte mir, dass sie spürte, wie die Musik auf ihren Sohn entspannend wirkte, er sei vorher sehr unruhig gewesen. Auch sie sei durch die Klänge und Melodien ganz ruhig geworden und konnte so ihren Sohn ganz sanft streicheln. Sie fragte, ob ich bereit sei, ihr, wenn „alles vorbei sei“, diese Musik noch einmal vorzuspielen. Natürlich stimmte ich zu.

In der letzten gemeinsam erlebten Musik können sich die Angehörigen und die Sterbenden getragen fühlen von einer „dritten Größe“, worin auch immer sie bestehen mag (vgl. Kapitel 7). Auch wenn die Einbeziehung der Angehörigen in die musiktherapeutische Arbeit einen wertvollen Beitrag zu leisten vermag, bleibt hervorzuheben, dass der Kontakt der Patienten zu ihren Angehörigen und umgekehrt Vorrang hat im Sinne von Respekt vor Intimität. Achtsam zu sein für das Hinzukommen als Dritte, besonders in der Sterbephase, stellt eine unabdingbare Prämisse dar!

Künstler und Lebenskünstler

Martina Baumann

Im Hospiz: Herr K. ist 50 Jahre alt. Vor drei Monaten wurde bei ihm ein Pankreaskarzinom diagnostiziert. Er ist drogenabhängig und lebte in den letzten Jahren in mehreren betreuten Wohngemeinschaften. Herr K. spielt E-Gitarre und malt. Er erzählt mir von seinem Wunsch, noch eine

CD-Aufnahme mit eigenen Liedern zu machen, bevor er „von diesem Planeten abtritt". Später hört er mir beim Musizieren im Wohnzimmer zu. Ich frage ihn, ob er mit mir zusammenspielen will, erst zögert er, seine Fingerkuppen seien so empfindlich. Doch er kann es nicht lassen, eine Hospizschwester bringt ihm aus seinem Zimmer seinen kleinen Verstärker, und er spielt auf seiner E- Gitarre. Er spielt sehr virtuos; er sei zwei Jahre in der Jazzschule in Bern gewesen – seine beste Zeit. Wir vereinbaren Akkorde und einen als gemeinsame Grundlage, über die wir abwechselnd improvisieren. Er wirkt hoch konzentriert und doch so erschöpft – dennoch immer und immer wieder will er spielen.

Der letzte Teil unseres Kapitels „Besondere Menschen" handelt von „Künstlern und Lebenskünstlern", die auf unterschiedliche und ganz „eigen-sinnige" Weise am Ende ihres Lebens mit Musik und Poesie schöpferisch umgegangen sind. Sie haben es geschafft, inmitten ihres Krankseins eine besondere Atmosphäre von Gesundheit und Normalität zu bewahren. In diesen Momenten konnten sie ihre Aufmerksamkeit und die ihres Umfeldes fast trotzig kämpferisch von der Krankheit weg auf ihre schöpferische Tätigkeit richten. Diese Umfokussierung hatte den Charakter eines Kraftaktes für alle Beteiligten, wenn die Künstler den Wunsch und das Ziel hatten, mit ihrer letzten Kraft etwas Bleibendes zu schaffen. Das sind diejenigen, „die durch die Ziellinie rennen", drückte eine Hospizhelferin diese Art „Endspurt" einmal treffend aus. Hilde Domin, die bekannte Lyrikerin, hätte diese „Überlebenskünstler am Ende des Lebens" sicher zu den „*Dennoch* Menschen" gezählt. War sie doch selbst solch ein Wunder der seelischen Überlebenskunst (Ditges 2008).

Dennoch leben, dennoch etwas tun angesichts schwierigster Lebensumstände ist nicht nur das Geheimnis vieler „Lebens-künstler", Maler, Dichter und Komponisten. Es ist auch ein Thema der modernen Resilienzforschung. Die Ursprünge der Resilienzforschung gehen u. a. auf Langzeitstudien zurück, die zum Ziel hatten, die kognitive und psychosoziale Entwicklung von Kindern in „Risikoumgebungen" bis ins Erwachsenenalter zu verfolgen. Als Resilienz wird das Vermögen eines Menschen oder eines sozialen Systems bezeichnet, sich trotz schwierigster Umstände gut zu entwickeln (Werner 1971, Welter-Enderlin 2006, Rampe 2004). Es ist die Fähigkeit, ein positives Lebensgefühl auch unter widrigen Umständen zu entwickeln. Ein bedeutsamer Resilienzfaktor (neben Akzeptanz, Optimismus, aktiver Lösungsorientierung, Netzwerkorientierung, Zukunftsorientierung und der Fähigkeit, Verantwortung zu übernehmen anstatt anderen pauschal die Schuld zu geben), ist die „Überzeugung der Selbstwirksamkeit und das Herausgehen aus der Opferrolle". Kreativität trotz widriger Umstände trägt in hohem Maße dazu bei, sich in seiner Wirksamkeit zu erfahren und die momentane Lebenssituation zu gestalten anstatt lediglich Opfer der Situation zu sein. In diesen Zusammenhängen werden auch die Fähigkeit zu künstlerischem Ausdruck sowie die Fähigkeit zu Humor als eine bedeutsame „Widerstandskraft der Seele" benannt (Wolin 1995).

In der Traumaforschung werden Kreativität und Hoffnung – neben mitfühlenden Beziehungen – als die wichtigsten Kraftquellen im Umgang mit schwersten Lebenssituationen gesehen (Reddemann 2007). So sind die Kreativen am Lebensende ähnlich wie die Bienen diejenigen, die die Sonne durch die Wolken fühlen und sich durch nichts beirren lassen, selbst nicht durch körperliche und psychische Belastungen.

„Im Regen geschrieben
Wer wie die Biene wäre
Die die Sonne
Auch durch den Wolkenhimmel fühlt,
die den Weg zur Blüte findet
und nie die Richtung verliert,
dem lägen die Felder in ewigem Glanz,
wie kurz er auch lebte,
er würde selten
weinen."

(Domin 1959)

Zurück zu Herrn K.: Musizieren kann schön und anstrengend sein. Die Anspannung des Patienten, all seine Wünsche, Ängste, seine Unzufriedenheit mit sich selbst, seine Frustration habe ich neben der Begeisterung über das gemeinsame Spiel gespürt.

Als Musiktherapeuten nehmen wir empathisch die Anspannung des Anderen wahr. Es ist hilfreich, uns nicht von der Anspannung anstecken zu lassen, sondern auch hier eine Haltung der spürbewussten Achtsamkeit zu kultivieren (Gindl 2002). Gemeinsames Musizieren verbindet, wir lassen uns von der Intensität des Augenblicks davontragen und schaffen damit einen synchronen Raum mit unseren Patienten. „Wir ticken ähnlich", gehen bewusst heraus aus einer therapeutischen Distanz hinein in einen gemeinsamen Erlebnisraum. Das kann eine wunderbare Qualität für beide Beteiligten sein. Doch gerade bei Patienten mit Suchterfahrungen ist es hilfreich, darauf zu achten sich nicht aufsaugen zu lassen. Das Gefühl, völlig absorbiert zu werden im Kontakt ist ein typische Reaktion in der Zusammenarbeit mit suchtkranken Patienten.

Was ist die Sehnsucht von Herrn K.? Er möchte Fußspuren hinterlassen. Ich spreche mit dem Leiter des Hauses über die Möglichkeit, mit Herrn K. eine CD zu produzieren. Kostet die CD-Produktion zu viel Kraft oder gibt sie ihm Kraft? Wie viel Einsatz würde es für das Pflegeteam und das therapeutische Team bedeuten? Würde sein Drogenkonsum, der ja medizinisch überwacht gezielt verabreicht wird, unter dem Stress der Produktion steigen? Ist die Aufnahme für Herrn K. eine Erfüllung, als Musiker seinen Lieben noch etwas zu hinterlassen? Wir hatten den Eindruck, dass Herr K. vor allem sich selbst ein Abschiedsgeschenk machen wollte und dass es sich lohnte, dies zu unterstützen.

Beim gemeinsamen Musizieren erarbeiten wir zwei neue Stücke von ihm. Ich begleite ihn auf dem Klavier, er spielt Gitarre. Das Thema CD-Produktion kommt gegen Ende zur Sprache. Er wolle „den Ball wirklich flach halten". Es sei doch schön, dass wir miteinander musizieren, er wolle keine Anstrengung, erst einmal abwarten, wie das so wird. Zur Zeit hätte er sowieso nicht so viel Kraft.

Herrn K. gelingt es, die Mitarbeiter für sich zu vereinnahmen und sie intensiv zu beschäftigen. Über den Umgang mit ihm wird viel diskutiert. Er löst sowohl tiefes Mitgefühl als auch Abgrenzungswünsche aus. Einige haben das Gefühl, von seinen Wünschen, Sorgen und Schmerzen überfordert zu werden. Die Kommunikation über den Umgang mit ihm ist wichtiger Bestandteil der Hospizarbeit. Sie ermöglicht jedem Einzelnen innerhalb des Teams, die eigene Haltung und die der Anderen zu reflektieren und diese als wichtige Wegweiser und Signale im Umgang mit Herrn K. anzuerkennen.

Wir spielen jede Woche miteinander. Er spielt seine eigenen Kompositionen, und ich begleite ihn. Körperlich baut er mehr und mehr ab, er hat immer wieder starke Schmerzen. Wir sprechen wenig und beziehen uns konzentriert auf das musikalische Geschehen. Das CD-Projekt rückt in den Hintergrund, da er sich durch seine wiederkehrenden Schmerzen zu sehr eingeschränkt fühlt. Doch dann kommt die Überraschung:

Einen Tag vor Weihnachten nehme ich die CD mit ihm mit einem kleinen Minidiscgerät auf – *dennoch*. Der Seelsorger und der Leiter des Hauses tragen das Klavier zu ihm ins Zimmer herunter, denn Herr K. ist zu schwach, um nach oben ins Wohnzimmer zu gehen, wollte jedoch unbedingt spielen und aufnehmen. Wir spielen drei Stücke. Zwei davon hatten wir in den Wochen davor geübt. Die ersten zwei Stücke nennt er „Hausmacher". Bei beiden handelt es sich um seine eigenen Stücke. Das dritte Stück ist ein Blues, zum ersten Mal singt er. Ich bin berührt davon, wie er singt.

Herr K. nimmt noch einmal alle Kraft zusammen, die er hat. Er kann seine CD am 24. Dezember in den Händen halten. Am Neujahrstag stirbt er. Ich komme zu ihm, um von ihm Abschied zu nehmen. Liebevoll wurde seine Gitarre zu ihm ins Bett gelegt. Sein Gesicht ist entspannt, all die Schmerzen, all der Kampf, all die Unzufriedenheit scheinen vorüber.

Herr K. war hoch motiviert, jedoch auch höchst kritisch mit sich selbst und mit denen, die ihn unterstützt und begleitet haben. Die Aufnahme war aus seiner Sicht dilettantisch, brüchig, vorläufig. Aber so war sein Leben, sagte mir seine Schwester. Herr K. konnte die Musiktherapie dafür nutzen, seine Unruhe, seine Schmerzen, seine Unzufriedenheit in etwas „hinein zu legen". Er konnte trotz schwerster Krankheit aktiv sein und Fußspuren hinterlassen.

Herr M. leidet an Bronchialkarzinom im fortgeschrittenen Stadium. Erst wenige Monate zuvor wurde seine Erkrankung erkannt. Es stellte sich damals heraus, dass Knochenmetastasen der Grund für die immer wiederkehrenden Rückenschmerzen scheinbar unklarer Genese waren. Die Diagnose „Krebs" reißt ihn mitten aus dem Leben als Lehrer, Musiker, Ehemann, Vater erwachsender Kinder und er unterzog sich den üblichen medizinischen Behandlungen, bis es keine Aussichten mehr auf eine Heilung gab. Herr M. ist ein in der Umgebung und weit darüber hinaus bekannter Jazzmusiker. Im Hospiz lernt er Herrn K. für kurze Zeit noch kennen. Die Tatsache, dass Herr K. eine CD aufnimmt, inspiriert ihn. Immerhin war er selbst bis vor kurzem noch aktiv. Diese Aktivität will er wieder aufnehmen. Ein für Herrn M.s Wünsche und Talente hellhöriger Hospizpfleger ermutigt ihn, sich vorerst seinen E-Bass ins Hospiz bringen zu lassen, den er im Liegen spielen könnte. Da er wegen seiner Schmerzen wochenlang kaum gehen und stehen konnte, hatte er es völlig aufgegeben zu spielen. Die Ermutigung und noch dazu die neue Schmerzbehandlung des Arztes ermöglichten ihm einen unerwarteten Neuanfang. Das Hospizteam unterstützte ihn dabei, sich sprichwörtlich wieder aufzurichten, und nun lässt er sich sogar von seiner Frau den Kontrabass bringen. Auch ich komme mit Herrn M. in Kontakt. Wir sprechen viel über Musik, vorerst wenig über seine Erkrankung. Einmal musizieren wir zusammen im Wohnzimmer.

Ich frage Herrn M., ob er mit mir Musik machen möchte, er habe doch seinen Kontrabass im Hause. Herr M. wirkt erfreut. Wir spielen zuerst einige Jazzstandards, dann Stücke aus „meinem" Repertoire, später das „Ave Maria" von Bach/Gounod, und zum Schluss zeigt er mir einen Bossa Nova von Villa Lobos für Bassstimme. Dieses Stück heißt

„The little train". Die Schönheit seines Spieles macht mich traurig. Wir spielen fast zwei Stunden, in dieser Zeit verändern sich die Rollen. Er wird wieder zu dem Lehrer, der bis vor kurzem noch Unterricht gab. Er scheint genau zu fühlen, wo meine Stärken und Schwächen sind und richtet seine Liedvorschläge danach aus. Er ist der erfahrene Musiker, und ich lasse mich führen. Seine Schmerzen und die Müdigkeit erinnern ihn dann wieder an seine Krankheit. Wir beenden unser Spiel.

Herr M. jedoch will mehr als „nur" spielen. Er war bis zum Schluss Profi und will auch jetzt an der Grenze seiner körperlichen Fähigkeiten musikalisch etwas Bleibendes hinterlassen. Seine Band unterstützt ihn dabei, gleichzeitig ist es für sie der stimmige Rahmen, Abschied von ihm zu nehmen. Die Ereignisse folgen dann Schlag auf Schlag. Herr M. produziert an einem Wochenende im Hospiz mit seinem Jazztrio seine letzte CD. Er nennt die Produktion „Another Day" nach einem gleichnamigen Lied der CD, dessen Musik und Text aus seiner Feder stammte. Seine Frau hat mir erlaubt, seine Geschichte und diesen Text wieder zugeben.

„Another Day
Cannot tell – just how I feel now
To begin another day.
In my heart – there is a fire
To return to my own way.

Heavy clouds and stormy weather
Changes for a brighter day
we never speak without a trace now
The world is ours, anyway.

And I Feel free so right – so true,
I'm here to tell who I really am.
A little smile – a good decision
Going on without a doubt.
We wanna show the different colours,
Nothing to hide – we say it loud."

Nach dem Wochenende ist er jedoch nicht mehr derselbe, er hat sich körperlich restlos verausgabt. Mir wird gesagt, dass das kleine Hospiz an dem Aufnahmewochenende wie ein Tonstudio aussah. Es sei anregend und auch belastend für die Mitarbeiter und Mitgäste gewesen.

Einige Wochen später: Er ist Lehrer, Vater erwachsener Töchter, Ehemann, gleichzeitig liegt er mit einer Inkontinenzhose und heiserer Stimme im Bett wie ein kleines, zartes Kind. Ich besuche ihn von nun an am Bett. Nach der CD-Produktion hat er im wahrsten Sinne des Wortes fast die Sprache verloren und baut körperlich Tag für Tag ab. Er lässt mich stolz seine Musik hören. Sie ist wunderschön. Das Ergebnis kann man nur hören, nicht beschreiben. Ich spreche mit ihm über die positive Resonanz seiner CD im Hospizteam. Er freut sich sehr über die Resonanz.

Beim Thema Resonanz erinnert er sich plötzlich schmerzlich seine Schulzeit. Beim Vater sei er mit seinem Kontrabass nicht auf Resonanz gestoßen. Der Vater habe nicht an ihn geglaubt, vertraut mir Herr M. an und dabei beginnt er plötzlich zu weinen. Er sei als Lehrer immer wütend gewesen, wenn seine Schüler von ihren Eltern in ihrer musikalischen Entwicklung wenig beachtet wurden. Ich sage ihm, er sei sicher ein guter Lehrer gewesen. Er weint. Zum Abschluss sprechen wir darüber, wie schwer es ist, sich auch mit dem zu versöhnen, was man von den Eltern nicht bekommen hat.

Herr M. nahm seine CD gänzlich selbständig gemeinsam mit seinem Trio auf. Ich hatte damit nicht viel zu tun, durfte lediglich bei der Gestaltung des Covers einige Handreichungen erledigen. Im Zusammensein mit Herrn M. war meine Rolle, staunend und wertschätzend die Dinge anzusehen, die dort wie von selbst und unterstützt durch seinen Familien- und Freundeskreis ihren Lauf nahmen. Doch es bedarf eines atmosphärischen Resonanzfeldes, dass Menschen am Lebensende sich erlauben, kreativ zu sein.

Integrale Zusammenarbeit in einem Hospizteam kann solch ein Resonanzfeld ermöglichen.

Die Tatsache, dass Musik und Musiktherapie im Hospiz selbstverständlich gegenwärtig ist, macht „unheilbar“ kreativen Menschen Mut und inspiriert diese, ihr Leben bis zuletzt schöpferisch zu leben. Die Musiktherapeutin wirkt dabei wie ein Resonanzkörper, der das, was im Musikergeist leise klingt, verstärkt und diese letzte Musik wertschätzend anhört oder tatsächlich aufnimmt.

„Man sollte doch Ziele im Leben haben, oder?“, fragt mich ein älterer Gast im Hospiz und lächelt mich selbstironisch an. Er war Gymnasiallehrer der guten alten humanistischen Schule und ist es immer noch. Ganz Gentleman und ein bisschen eitel, sehr umfassend gebildet, und er ist stolz darauf, den Heidelberger Philosophen Hans-Georg Gadamer noch persönlich gekannt zu haben. Sein aktuelles Ziel ist, den drei wichtigsten Frauen seines Lebens, (seiner verflossenen Jugendliebe, der Mutter seiner drei Kinder und seiner derzeitigen Partnerin), je ein Lied zu widmen. Diese Lieder sollten an seiner Trauerfeier vorgetragen werden. Mein Klavierspiel im Wohnzimmer und die sich anschließenden Gespräche zwischen uns inspirierten ihn dazu. So suchen wir zusammen folgende Lieder aus: „Das Heidenröslein", „Ich hab mein Herz in Heidelberg verloren" und „Es waren zwei Königskinder". Die Vorstellung, dass diese Lieder gespielt werden und währenddessen jede der Frauen eine Rose überreicht bekäme, berührt und beruhigt ihn zutiefst. Er fühlt sich als Gestalter seines eigenen Abschieds. Er weiß es, sich zu inszenieren, warum auch nicht? Die geplante Inszenierung hilft ihm dabei, den unvergänglichen Geist über die vergängliche Materie zu stellen. Seine Aussage soll sein: „Die Liebe zu euch ist stärker als mein Tod." Ich spreche mit der erwachsenen Tochter über die Pläne des Vaters. Diese inspirieren seine Kinder, ebenso ein Lied spielen zu lassen – dieses auf Tonträger. Ihr Lied an ihn sollte „Fields of Gold" von Sting sein und aussagen: „Unsere Liebe zu dir, ist stärker als dein Tod."

Dieser Mann ist kein großer Musiker, doch er ist ein Künstler seiner selbst. Er hinterlässt mit „seinen" Liedern eine Botschaft. Und tatsächlich werden die Lieder und das Rosenritual, so wie er sich dies wünschte, Wochen später zu seiner Beerdigung zelebriert. Seine Kinder, insbesondere seine Tochter, sorgten mit meiner Unterstützung dafür, dass seine Ideen umgesetzt wurden. Den Abschied zu gestalten half, den Abschied zu bewältigen.

Nicht jeder Künstler oder Lebenskünstler braucht Kunst am Lebensende. Und schon gar nicht sollte Kreativität erwartet werden. Aber Menschen im Hospiz, ob professionelle Künstler, Amateurkünstler oder Lebenskünstler, brauchen Resonanz auf ihre vielleicht im ersten Moment verrückt oder eitel erscheinenden Ideen. Oft steckt in diesen Ideen eine intuitive Weisheit und eine liebevolle Botschaft für die Angehörigen und Freunde, die zurückbleiben.

Es erscheint mir wichtig, dass künstlerisch veranlagte Menschen im Hospiz an ihrer Kreativität ebenso Anteilnahme und Resonanz erfahren wie an ihren körperlichen, emotionalen und spirituellen Bedürfnissen. Diese Kreativität kann als Qualität der „Selbstwirksamkeit und der Mitgestaltung des Lebens angesichts widrigster Lebensumstände" betrachtet werden und gilt aus der Sicht der modernen Resilienzforschung als protektiver Faktor. Das heißt, künstlerischer Ausdruck und Kreativität können Menschen am Ende ihres Lebens stärken und schützen und ihnen möglicherweise dazu verhelfen, eine Form der Akzeptanz zu entwickeln.

So können Musiktherapeutinnen die Augen und Ohren für die Bedürfnisse der Patienten, der Gäste, der Angehörigen und der Mitarbeiter, „etwas zu gestalten" offen halten. Es ist für eine Einrichtung hilfreich, wenn es einen Vertreter des Musischen gibt, um immer wieder an diesen wertvollen Aspekt der Lebensqualität zu erinnern.

Nikolausfeier auf der Palliativstation. Ich frage einige Patienten, ob sie ins Wohnzimmer möchten, um vorweihnachtliche Lieder zu hören und oder gar mitzusingen. Frau H. hat Lungenkrebs und ist auf der Palliativstation zur Stabilisierung und Schmerzeinstellung. Ihr geht es den Umständen entsprechend recht gut, sie ist mobil, kann gut atmen und macht einen recht optimistischen Eindruck.

Eine junge Patientin spielt Klavier und ist musikbegeistert. Frau H. sagt zu mir in Mannheimer Mundart: „Isch bin net so fu de Musik, isch hebs me midde schbroch." Zu Deutsch: „Ich kann mit der Sprache mehr anfangen als mit Musik." Ich frage sie, was sie damit meine und die junge Patientin kommt ihr zuvor. Ja, Frau H. sei eine tolle Frau, sie dichte, hätte schon mehrere Bücher geschrieben, vor allem in Mundart. Frau H. lächelt sichtlich stolz. Außerdem habe sie eine eigene Internetseite. Ich werde neugierig und nach einem längeren Gespräch schlage ich vor, wir könnten doch hier, auf unserer vorweihnachtlich improvisierten Nikolausfeier, Gedichte und Lieder miteinander kombinieren. So kommt es, dass wir im Schwesternzimmer ihre Webseite besuchen, um uns ihre Mannheimer Nikolausgedichte herunterzuladen und auszudrucken. Das Ergebnis ist eine kleine Nikolaus-Lesung mit Musik im Wohnzimmer der Station.

Es beginnt eine künstlerisch-therapeutische Beziehung. Sie geht über viele Monate, und wir erleben sogar gemeinsam den Übergang von der Palliativstation ins Hospiz mit, da ich in beiden Einrichtungen tätig bin. Dazwischen ist sie über Wochen zu Hause, ihr Allgemeinzustand stabilisiert sich, sie wird von ihrem Ehemann, Sohn und ihrer Schwiegertochter gut versorgt, doch im Frühjahr geht es ihr schlechter und sie kommt wieder auf die Palliativstation. Nach einiger Zeit verschlechtert sich ihr Zustand derart, dass sich die Familie für das Hospiz entscheidet.

Im Hospiz angekommen zieht sie sich häufig zurück, wirkt wenig zugänglich. Sie scheint viel zu grübeln und spricht wenig über das, was sie beschäftigt. Ihre Bücher jedoch sind immer wieder Brücken über die sie anderen erlaubt, mit ihr in Kontakt zu treten. Pflegende, ehrenamtliche Mitarbeiter, fast alle Mitarbeiter des Hauses nehmen an ihrer Dichtkunst teil und kommen darüber mit ihr in Kontakt.

Frau H. war eine bescheidene, bodenständige Hausfrau und Mutter, als sie Anfang der 1980er Jahre zu schreiben begann. Nach und nach wurde sie zu einer im Mannheimer Raum bekannten Dichter-Persönlichkeit. Sie hat mehrere Literaturpreise gewonnen und ist Mitglied verschiedener Autorengruppen. Privat hatte sie viele Schicksalsschläge in Kauf nehmen müssen. Doch immer bezieht sie ihre Lebenskraft aus dem Kontakt zur Natur, dem Beobachten von Menschen und dem Schreiben. Sie schreibt Lyrik und Prosa in Hochsprache, aber überwiegend in Mannheimer Mundart.

Im Hospiz erlebt sie erstmal über Wochen eine Phase der Besserung und Stabilisation, innerhalb derer sie weiterhin sehr aktiv am Schreiben ist. Mit ihrem Schreiben geht sie in Resonanz mit dem Alltagsgeschehen im Hospiz, und die Mitarbeitenden nehmen intensiv an ihrer Kreativität Anteil. Nach und nach wird sie körperlich schwächer. Wenn sie zu schwach zum Sprechen ist, genießt sie es, etwas von mir vorgespielt zu bekommen, besonders alte Volkslieder. Hier treffen sich Lyrik und Musik, sie fühlt sich wohl und schläft häufig dabei ein. Wir reden nur noch wenig und wenn über das Dichten und Schreiben.

Eines Nachmittags hat sie wieder etwas mehr Kraft, sie setzt ihre Perücke auf, und auf meinen Vorschlag hin liest sie einem ehrenamtlichen Mitarbeiter und mir eine aus ihrem Gedichtband vor: „Iwwer die Felder", ein Mundart-Band über den Wechsel der Jahreszeiten (Frühling, Sommer, Herbst und Winter) als Metapher für das Werden und Vergehen der Natur und der menschlichen Existenz.

Wir kommen darauf zu sprechen, wie es wäre, ein Hörbuch zu produzieren. Das sei ein alter Traum von ihr, aber es sei ihr immer zu teuer und aufwendig gewesen. Ich sage ihr, dass man ein Hörbuch ganz einfach mit einem kleinen digitalen Aufnahmegerät, das das Haus besitze, produzieren könne. Ihre Begeisterung ist unübersehbar. Nach Absprache und in Zusammenarbeit mit dem Leiter des Hauses und den Pflegenden machen wir eine Woche später die Aufnahmen.

Der Nachmittag ist für sie anstrengend und produktiv. Das Ziel vor Augen, nimmt sie alle Kraft zusammen. Frau H. kann noch im Bett sitzen und gut sprechen. Doch sie ist sichtlich erschöpft davon, sich über einen längeren Zeitraum konzentrieren zu müssen. Das Reden in ein Mikrophon strengt sie an. Wir wechseln uns ab mit Gedichten, die wir vorher gemeinsam ausgewählt hatten und von mir gespielten Klängen und Liedern auf verschiedenen Instrumenten. Das Hörbuch enthält 20 Gedichte aus ihrem Band „Iwwer die Felder", umrahmt von Musikstücken, die ich auf dem Akkordeon und unseren kleinen Therapieinstrumenten spiele. Die CD wird mit Hilfe eines Tontechnikers nachbearbeitet und

das Produkt ist mehr als gelungen. Mit dem Einverständnis von Frau H., ihrem Ehemann und Sohn, lassen wir eine höhere Auflage brennen, um die CD Freunden, Angehörigen und Förderern des Hospizes sowie den Mitarbeitern der Palliativstation zukommen zu lassen.

Ähnlich wie der Bassist Herr M., ist auch Frau H. sehr erschöpft nach diesem konzentrierten Projekt. Ihre Lebenskraft nimmt danach täglich ab. Sie kann gerade noch ihr letztes Werk anhören, als es fertig gestellt ist. Dabei scheint sie unheimlich stolz und tief befriedigt.

Gleichzeitig rückt nun ihr Gehen in den Vordergrund. Die CD ist wichtig und nun nicht mehr wichtig. Zwei Wochen später verstirbt sie. Nach dieser persönlichen Zusammenarbeit bin ich erschöpft, traurig aber dennoch zufrieden.

Frau H.s schöpferische Anwesenheit, ihr Sterben und ihr Gedichthörbuch wirken im Hospiz nach. Im interdisziplinären Zusammenspiel von Leitung, Pflege, Musiktherapie, Ehrenamt und sich selbst hat Frau H. sich einen Lebenstraum erfüllt. Sie gibt uns etwas davon zurück, weil wir Freude an der CD haben, sie verschenken, damit an die Öffentlichkeit gehen, um zu zeigen, dass Leben am Lebensende im Hospiz auf vielfältige Weise gelebt werden kann, nicht nur erduldet werden muss. Monate nach ihrem Tod liest eine ehrenamtliche Mitarbeiterin auf Mundart ihre Gedichte in einer Veranstaltung im Rahmen der Ausstellung „Lebenskunst-Sterben“ in Heidelberg. Sie, die Verstorbene, erweckte Künstlergeist und inspiriert mich und andere zu sprechen, zu dichten und mit Worten und Tönen zu spielen. Was zurückbleibt ist ein Gefühl von Dankbarkeit und das tiefe Gefühl, beschenkt zu sein.

Dass Alter, Krankheit und Todesnähe wertvolle Reifezeiten sein können, innerhalb derer es „dennoch“ Wachstum und Gedeihen gibt, zeigt ihr Gedicht vom alten Baum. Dieses Gedicht drückt gleichzeitig programmatisch die Idee der Hospizarbeit aus, wie es kaum schöner in ein Bild zu fassen ist. Sie beschreibt 2004, in einer Zeit noch vor ihrer Erkrankung, eine Form der Stütze, welche sie später im Hospiz selbst erfahren durfte.

„En alder Boom
Schun ziemlisch alt, un was soll's?
En alder Boom, midd knorrisch Holz
Entfaldet in de Friehlingsnacht
Immer noch soi Bliedepracht.
In die Äschde schteigt de Saft
Treibt die Blädder in die Zweige
Unnerm hohe, griene Dach
Heerscht de Vöggl Zwitscherreige.

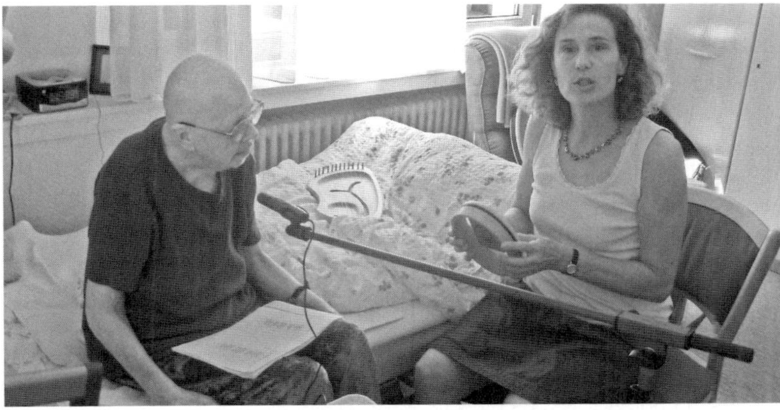

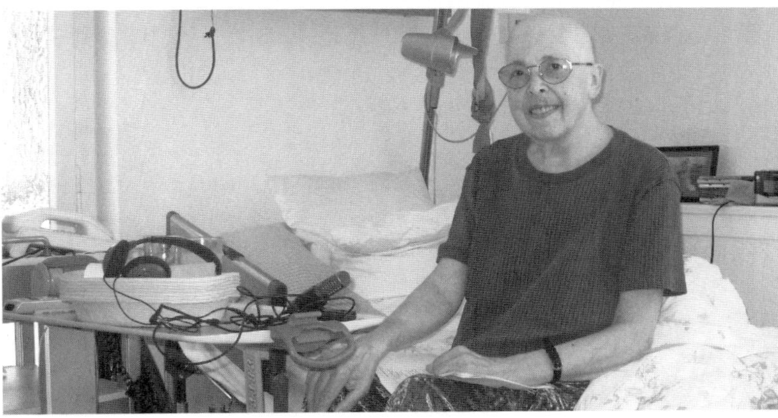

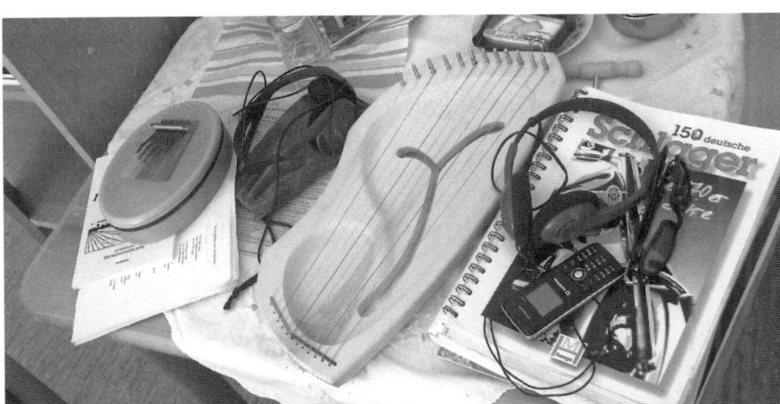

Abb. 8 bis 10: Auch im Krankenbett gibt es Raum für Kunst und Kreativität.

Im Summer dudder Schadde bringe
Wind herrscht in de Krone singe
Der hodd noch lang nidd uffgeschteggt
Zeigt all'ne noch, was in'm schteggt.
Kummt de Herbscht in Schtadt un Land
Hodd schwer er an soim Obscht zu trage
Voll dudder hänge, bis zum Rand:
Schtitzt misch halt, heerscht'n sage.
Un du schtellscht verwunnert fescht:
Des glaabschde nidd, wie der noch träscht!
Do lachder leis, meent: was soll's?
Bin schun alt, habb knorrisch Holz
Doch isch habb immer noch moin Schtolz!
Wenn ihr misch dudd richtisch dinge
Duh isch eich reiche Ernte bringe.
Der Boom hodd recht, un moiner Seel
Beim Mensch do isses ähnlisch, gell?" *(Häfner 2004)*

(Die CD ist bei Interesse im Hospiz Louise auf Anfrage erhältlich unter hospiz.louise@gmx.de)

7 Spiritualität und Musiktherapie

Martina Baumann

„Wir sind nicht menschliche Wesen, die spirituelle Erfahrungen machen, wir sind spirituelle Wesen, die menschliche Erfahrungen machen.“ *(Jäger 1997)*

Das neue Paradigma des christlichen Mystikers und Zenmeisters Williges Jäger vermittelt eine Sichtweise von Spiritualität, die viele im Palliativbereich Tätige teilen: Spiritualität – der „gute Geist“ ist in uns, nicht außerhalb von uns und wir erfahren ihn ganz besonders zwischen uns im mitmenschlichen Raum in der Verbundenheit mit einem anderen Wesen. Wir brauchen keinen spirituellen „Trip“. Unser Leben macht uns Sinn und trägt uns, wenn wir (mit-)menschliche Erfahrungen zulassen und unser Menschsein mit Liebe, Achtsamkeit und Mitgefühl für uns selbst und für unsere Mitmenschen erleben. Nicht nur in der mystischen Versenkung und im Gebet, sondern überall dort, wo Liebe und Mitgefühl ist, kann spirituelles oder eben menschliches Erleben stattfinden, so wie es in dem mittelalterlichen Kirchenlied, das durch die Vertonung aus Taizé Verbreitung gefunden hat, heißt: „Ubi caritas et amor, ubi caritas, deus ibi est.“ „Vielleicht können wir lernen, dieses Beim-Anderen-Sein als spirituelle Praxis anzuerkennen.“ (Müller M. 2006, 7)

Spiritualität ist nichts Abgehobenes oder gar etwas Regressives. Wie auch immer wir sie nennen, es gibt eine zwar nicht greifbare, schwer definierbare aber erfahrbare Spiritualität im zwischenmenschlichen Raum. Viele Begleitende und Betroffene nennen dieses Unbenennbare eine tragende Kraft, ein tiefes Aufgehobensein, mehr als nur Geborgensein.

Der Dalai Lama, das geistige Oberhaupt der Tibeter, sagt in einem Gespräch mit dem Wissenschaftler Francisco Varela über Spiritualität, Glaube, Religion und Neurowissenschaften, dass Spiritualität, so wie er sie versteht, nicht einmal etwas mit Religiosität und einem Glauben an Transzendenz zu tun haben muss.

„Ich sage ‚spirituell‘, ohne dabei eine bestimmte Religion oder einen Glauben zu meinen, sondern einfach warmherziges Mitgefühl, menschliche Zuneigung und Sanftmut […] als jemand, der den Buddhismus praktiziert, verstehe ich die Praxis von Mitgefühl und die buddhistische Praxis im Grunde als identisch. Die Praxis von Mitgefühl bedarf jedoch keiner Frömmigkeit oder eines religiösen Glaubens: sie kann unabhängig von religiöser Praxis sein.“ *(Varela 2003, 15)*

Spirituelle Fürsorge im Palliativbereich

Spirituelle Begleitung für schwerstkranke und sterbende Menschen sowie für ihre Angehörigen ist von großer Bedeutung und gilt laut WHO auch als offiziell anerkannter Teil des Behandlungsansatzes. Sie wird bei uns in Europa in der Regel von den großen christlichen Kirchen getragen. Es gibt aber auch Hospize, die eine andere spirituelle Ausrichtung haben, wie z.B. das Zen-Hospice Projekt in San Francisco, das von dem buddhistischen Lehrer, Frank Ostaseski, gegründet und geleitet wurde.

Aus der christlichen spirituellen Begleitung stammt der Begriff der Seelsorge. Im Mittelpunkt christlicher Seelsorge steht die Sorge um die Seele des Menschen, um seine innere Wirklichkeit im Kontext seiner Krankheit, seiner Familie und seines gesamten Umfeldes. Seelsorge findet in Form von Gesprächen, Beratung und mit Hilfe christlicher Rituale statt und geschieht im Vertrauen auf Gott oder eine nicht benennbare transzendente Wirklichkeit. Neben der professionellen spirituellen Begleitung hat auch jede Tätigkeit der anderen an der Palliativversorgung beteiligten Menschen eine spirituelle Dimension. (Arbeitskreis für spirituelle Begleitung in der Palliativmedizin 2007). Gerade weil die spirituellen Wünsche und Nöte der Menschen in der „Postmoderne“ nicht immer mit einer religiösen/christlichen Dimension verbunden sind, ist sowohl eine Erweiterung des Begriffes als auch eine Erweiterung spiritueller Begleitung zu suchen.

Spiritualität ist heute ein „Containerbegriff“, so der Leiter der Evangelischen Akademie Bad Boll, Joachim L. Beck, in einem Vortrag über spirituelle Begleitung Sterbender, eine Suchbewegung, die *alles* enthält, was Menschen suchen, träumen, wünschen. Dabei ist die Aufmerksamkeit der Suche fokussiert auf existenzielle Fragen wie:

„Woher komme ich, wohin gehe ich?“
„Was ist der Sinn meiner Existenz und meines Leidens angesichts des eigenen Todes?“
„Was macht mich aus?“
„Was macht mich in Verbundenheit mit den Anderen aus?“
„Gibt es eine transzendente Kraft, der ich meine Existenz verdanke?“
„Was ist heil sein außerhalb von Krankheit und Gesundheit?“ *(Beck 2007)*

In der spirituellen Begleitung schwerstkranker und sterbender Menschen werden die subjektiven Aspekte spirituellen Erlebens gewürdigt und unterstützt. Spirituelle Begleitung heißt als Begleiterin, hellhörig dafür zu sein, welche ganz eigene „Liebesbeziehung“ der Patient zum Leben hat, was ihm wertvoll und beachtenswert oder gar heilig am Ende seines Lebens ist.

Dies kann in der Praxis so aussehen, dass ein Team im offenen Diskurs darüber ist, bei welchem der Mitarbeiter die spirituellen Fragen und Bedürfnisse des kranken Menschen individuell gut aufgehoben sind, ohne in eine Art „spirituelle Konkurrenz" zu geraten. So individuell Spiritualität auch erlebt wird, es geht doch immer wieder um die Schlüsselfragen, die sich mit dem Sinn und den möglichen Zielen des Daseins beschäftigen. Diesen Fragen setzen sich die Begleitenden als potentiell Betroffene ebenso aus, wie die Patienten. „Achtsamkeit ist [...] sowohl Mittel als auch Ziel, gleichzeitig Same und Frucht." (Thich Nath Hanh 1999, 19)

Einen wichtigen Aspekt spiritueller Begleitung habe ich von Eva Saalfrank (Saalfrank/Verres 2004) und den tibetisch-buddistischen Lehrern Christine Longaker und Frank Ostaseski gelernt: Spirituelle Begleitung schwerstkranker Menschen lebt und nährt sich von der Achtsamkeit und Fürsorge, die wir, die Begleitenden, an uns und mit uns selbst erfahren. Die Achtsamkeit und das Mitgefühl, das wir uns selbst entgegenbringen (z. B. durch eine meditative Praxis) geben wir so authentisch wie möglich und liebevoll an unsere Mitmenschen und Patienten weiter. Selbstfürsorge und Achtsamkeit sind sowohl Mittel als auch Ziel menschlicher Entwicklung und wichtige Antworten auf das Problem des Ausbrennens in der Arbeit mit schwerstkranken und sterbenden Menschen (Longaker 2001, Rinpoche 1993). Achtsamkeit ist ein sehr „irdischer' Aspekt von Spiritualität, wie es das Bild des Meditationslehrers und Dichters Thich Nath Hanh vom Samen und der Frucht so treffend wiedergibt.

Aus psychologisch-hypnotherapeutischer Sicht und unter Einbeziehung neuester Ergebnisse der Hirnforschung kann man die innere Ausrichtung auf spirituelle Fragen als Suchprozesse und Aufmerksamkeitsfokussierung (z. B. durch Konzentration auf den Atem, Gebet, Kontemplation, Meditation, Mantrasingen oder das Studium spiritueller Literatur) betrachten. Studien, bei denen körperliche Vorgänge betender/meditierender Mönche und Nonnen untersucht werden, zeigen, dass die fokussierte Aufmerksamkeit auf eine transzendente Größe messbare Auswirkungen auf unwillkürliche körperliche Prozesse hat wie z. B. Blutdruck, Herzrasen, Hormonausschüttung und Hirnaktivität (Singer 2008).

Der Musiktherapeut Wolfgang Bossinger berichtet in seinem Buch „Die heilende Kraft des Singens" über Studien des Psychologen Günter Haffelders, die verdeutlichen, dass sich während einer meditativen Praxis die Gehirnwellen verlangsamen und es zu einem höheren Anteil der Alphawellen kommt, die auch im Schlafzustand erlebt werden. Im Alphazustand bildet sich eine intensive Vernetzung der beiden Gehirnhälften heraus. In diesem Zusammenhang ist natürlich auch das Singen spiritueller Lieder als Praxis der Achtsamkeit und Aufmerksamkeitsfokussierung von Bedeutung (Bossinger 2006, 166 ff/177 ff).

Aufmerksamkeitsfokussierung und die Übung achtsamen Gewahrseins sind wesentliche Elemente spiritueller Praxis und fördern spirituelles Erleben, z. B. das Erleben einer „höheren Wirklichkeit" oder das Erleben von Aufgehobensein. Der Hirnforscher Gerald Hüther drückte das in einem Vortrag so aus:

„Wir sind in diesem Zustand (der Achtsamkeit) einfach mit mehr Hirn unterwegs – quasi weniger engstirnig im wahrsten Sinne des Wortes. Durch ein höheres Maß an neuronaler Vernetzungsaktivität kommt es auf entspannte Weise zu tieferen Einsichten und konstruktiverem Denken. Das fördert Selbstwirksamkeit, Zuversicht und das subjektive Gefühl von körperlich/seelischer Gesundheit trotz objektiver Krankheitsbefunde." *(Hüther 2008)*

Beachtenswert ist diesbezüglich das von dem amerikanischen Arzt, Verhaltensmediziner und Meditationslehrer John Kabat Zinn (2005) entwickelte Mindfullnes Based Stress-Reduction Konzept (MBSR). In der klinischen Behandlung psychosomatischer Erkrankungen sowie onkologischer Erkrankungen wird das Konzept (Achtsamkeit, Meditation, Yoga) in seiner Stressklinik täglich zur Ergänzung der medizinischen oder psychotherapeutischen Maßnahmen erfolgreich durchgeführt.

Anhand dieser Ausführungen sehen wir, dass die Suche selbst und nicht nur das Finden von Antworten bereits positive Auswirkungen auf unseren Körper und unsere Emotionen hat. Diese Erkenntnis hat zur Folge, dass wir Begleiter nicht Antworten geben müssen, sondern lediglich die Suche nach den eigenen spirituellen Ressourcen unserer Patienten, z. B. mit Hilfe von Musik, unterstützen können.

Musiktherapie als Bindeglied zwischen psychosozialer und spiritueller Begleitung

Musik vermag „ewige Wahrheit und göttliche Schönheit in Irdisches und Menschliches hineinzutragen" (Behrendt 1993, 132).

Musiktherapeuten kommen mit der spirituellen Sinnsuche von Menschen an der Grenze des Lebens hautnah in Berührung. Der Raum der nonverbalen Begegnung kann im Idealfall als „himmlisch" erlebt werden und erreicht schwerstkranke Menschen, die in höchstem Maße sensibilisiert sind, durch Klänge, Töne und Lieder anders als durch das gesprochene Wort.

Fordert Musiktherapie Musiktherapeuten bezüglich ihrer eigenen Spiritualität heraus? Sind sie mit spirituellen Bedürfnissen und Fragen ihrer

Patienten konfrontiert und erachten sie es als wichtig, sich mit diesen Fragen persönlich und professionell auseinanderzusetzten? Diesen Fragen hat sich eine Heidelberger Studie gewidmet (Sutter/Wormit 2007), innerhalb derer Musiktherapeutinnen aus dem Bereich der Sterbebegleitung interviewt wurden. Das Ergebnis zeigte, dass ein Großteil der befragten Musiktherapeuten über den Einsatz von Musik mit spirituellen Bedürfnissen ihrer Patienten in Kontakt kommt.

Viele Kollegen schrecken davor zurück, spirituelle Bedürfnisse ihrer Patienten aktiv anzusprechen. Aufgrund des Mediums Musik kommen diese Themen jedoch zum Klingen und zur Sprache. Die meisten befragten Musiktherapeuten sehen es als ihre Aufgabe an, sich sowohl persönlich als auch beruflich mit spiritueller Praxis auseinander zu setzen. Außerdem erleben Musiktherapeuten dabei „ihre persönliche Spiritualität eindeutig als Stütze und Bewältigungshilfe im Berufsalltag". Dies könnte bedeuten,

„dass die Musiktherapie gegebenenfalls als ideales Bindeglied zwischen der psychosozialen und der spirituellen Begleitung fungieren könnte. Eine säkulare spirituelle Begleitung wie sie der entsprechend geschulte und reflektierte Musiktherapeut bieten kann, erreicht beispielsweise diejenigen Patienten, die vor dem religiösen Image, das beispielsweise der Seelsorge anhaftet, zurückschrecken" *(Sutter/Wormit 2007, 235)*.

Musiktherapie kann spirituelles Erleben fördern, indem sie wichtige Aspekte der Spiritualität unterstützt (Magill 2007). Sie wirkt weniger durch das gesprochene Wort als durch die sinnliche Erfahrung des Atmosphärischen und Numinosen.

Aus der bisherigen Literatur zum Thema Musiktherapie in der Sterbebegleitung lässt sich zusammenfassen: Musiktherapie hat eine spirituelle Dimension. Sie kann durch das Medium Musik und auf dem Hintergrund der Persönlichkeit des Musiktherapeuten spirituelles Erleben bei Sterbenden und ihren Angehörigen unterstützen wie beispielsweise:

- Suche nach Verbundenheit und Aufgehobensein,
- Suche nach Schönheit und Leben im Augenblick,
- Suche nach Hoffnung und Zuversicht,
- Suche nach innerem Frieden und Vergebung,
- Suche nach Liebe und Mitgefühl,
- Suche nach Sinn,
- Suche nach Transzendenz.

Spirituelles Erleben in Liedern

„Musik als Hilfsmittel in der Seelsorge lässt sich nicht reduzieren auf die Funktion, Spannungen und Ängste abzubauen und psychisch zu entlasten. Trösten heißt nicht einfach beruhigen oder besänftigen. Es bedeutet: (...) zu Widerstand und Widerspruch ermutigen." *(Heymel 1999, 19)*

Lieder bieten die Möglichkeit, Sprache und Musik gleichzeitig zu transportieren. Durch die Dimension Sprache können Lieder Menschen helfen, Zugang zu Vertrauen, Zuversicht, Stärke, Halt und auch Auflehnung zu bekommen. Der Theologe und Kirchenmusiker Michael Heymel unterscheidet im Kontext musikalischer Seelsorge aus christlicher Sicht das Wesen der Instrumentalmusik vom Wesen der Musik mit Text. Instrumentalmusik ist deutungsoffen, Musik mit Text transportiert meistens eine konkrete Botschaft. Die Texte der alttestmentarischen Psalmen sind Zeugnis einer uralten Tradition, Menschen spirituell mit Musik und Text zu trösten (Heymel 1999, 15).

Frau L. ist fünfundvierzig Jahre alt, leidet an Brustkrebs mit Hirnmetastasen. Ihr wurde aufgrund der Metastasierung seitens der behandelnden Ärzte nur noch eine Lebenszeit von mehreren Wochen prognostiziert, eine weitere chemotherapeutische Behandlung erschien aussichtslos. Doch ihr Allgemeinzustand stabilisiert sich mehr und mehr und es zeichnet sich nach ca. drei Monaten ab, dass sie keine „wirkliche" Hospizpatientin ist, sondern in ein Pflegeheim verlegt werden sollte. Es ist fast absurd, denn sie möchte endlich sterben. Als praktizierende Katholikin versetzt sie die Vorstellung zu sterben nicht in Schrecken. Für sie ist es ein nach Hause gehen zu Gott. Was ihr viel mehr Kummer macht, als die Aussicht zu sterben, ist die erwartete Trauer ihrer Angehörigen, vor allem ihrer Mutter, ihrer Geschwister, ihres kleinen Sohnes, der bei ihrem von ihr getrennt lebenden Ehemann lebt. Sie hat sich immer um Andere gekümmert und ist auch jetzt, wo sie lebensbedrohlich erkrankt ist, meist in Sorge um die Anderen. Sie ist bei der Trauer ihrer Angehörigen und teilt deren Alltagssorgen. Wo ist Platz für ihre eigenen Gefühle?

Ich komme einmal wöchentlich zu ihr. Sie empfängt mich gerne. Wir beginnen meist damit, dem Monochord zu lauschen, um – wie sie sagt – etwas zu entspannen. Dann möchte sie, dass ich dazu singe, manchmal singt oder summt sie mit. Wir singen ihr vertraute, christliche Lieder. Ich frage sie, was sie von der Musik nach unseren Begegnungen mitnehme. Sie sagt, immer müsse sie reden. Jeden müsse sie trösten. Im Reden gebe sie Trost, Beistand, Rat, Hilfe. Besonders betroffen sei sie von ihrer Mutter, die ihr sehr am Herzen liege, sie aber auch mit ihrer Trauer belaste. Sie wolle sterben, könne es aber nicht, da so viele sie bräuchten. Die Musik, so sagt sie, führe sie in ein Erleben hinein, in dem sie die Getragene ist. Innerhalb der Musik könne sie innerlich an einen Ort gehen, von dem sie sich von jemandem gesehen fühlt. Da sei Gott, Jesus, der sie trage. Für Gott sei ihr Tod nichts Schlimmes. Ein bestimmtes Lied wird von uns beiden wie ein Leitmotiv auf ihren Wunsch immer wieder gesungen. Das begleitet sie, bis sie vom Hospiz ins Pflegeheim verlegt wird, in dem sie dann noch über mehrere Wochen dem Leben zugewandt sein wird, bevor sie stirbt:

„Meine Hoffnung und meine Freude, meine Stärke, mein Licht: Christus meine Zuversicht, auf Dich vertrau ich und fürcht mich nicht. Auf Dich vertrau ich und fürcht mich nicht."

(Text nach Jesaja 12,2, Melodie: Jacques Berthier, Taizé)

Wir singen das Lied oft länger als eine halbe Stunde. Sie hört sich in das Lied hinein und wird zu einem Teil des Liedes, dieser Zustand ist ein von ihr gewünschter Trancezustand, ein Zustand der fokussierten Aufmerksamkeit. Ich habe den Eindruck, dass das Lied, untermalt von dem Monochordspiel, ein innerer und realer Ort ist. An diesem Ort fühlt sie, dass sie von IHREM Gott getragen ist. Die himmlische Welt trägt sie mehr als die irdische, da die irdische Welt voller Kummer über ihren Zustand ist. Es entwickelt sich im Hören und Summen ein Raum für ihre eigenen Gefühle, die zu kurz kommen, im Kontakt mit ihren schon jetzt trauernden Angehörigen. Ansonsten bewegen wir uns beide in der Musik.

Es gibt einen besonderen Moment, als ich einmal zu ihr komme und die Mutter gerade zu Besuch ist. „Macht nichts", sagt Frau L., „wir haben genug geredet. Lassen Sie meine Mutter einfach mit zuhören." Das möchte die Mutter gerne. Sie freut sich, an dem teilhaben zu dürfen, was die Tochter erlebt, und ich lade sie ein, dem Monochord und „unserem Lied" zu lauschen oder mitzusingen. Ich sehe, wie der Mutter die Tränen beim Hören über das Gesicht laufen. Dann jedoch wirkt sie entspannt und berichtet nach dem Musikhören, sie sei selig eingeschlafen und habe sich endlich mal wieder ausgeruht. Mutter und Tochter konnten sich zusammen von der Musik tragen lassen. Für diesen Moment war die Trauer der Mutter aufgehoben in dem Lied und die Tochter musste sich nicht um die Mutter kümmern. Das konnte sie der Musiktherapeutin oder der Musik selbst überlassen.

Oft erlebe ich die Musik als eine Art dritte, hilfreiche Größe, gerade dann, wenn Menschen auch im Miteinander einen gemeinsamen Mangel an Halt und Trost erleben. Nicht immer sind es christliche oder kirchliche Lieder, die eine spirituelle Unterstützung geben.

„Über sieben Brücken musst du gehen
Manchmal geh ich meine Straße ohne Blick
manchmal wünsch ich mir mein Schaukelpferd zurück.
Manchmal bin ich ohne Rast und Ruh,
manchmal schließ ich alle Türen nach mir zu.

Manchmal ist mir kalt und manchmal heiß,
manchmal weiß ich nicht mehr was ich weiß.
Manchmal bin ich schon am Morgen müd,
und dann such ich Trost in einem Lied.

Über sieben Brücken musst du gehen,
sieben dunkle Jahre überstehen,
sieben Mal musst du die Asche sein,
aber einmal auch der helle Schein.

Manchmal scheint die Uhr des Lebens still zu stehn,
Manchmal scheint man immer nur im Kreis zu gehen.
Manchmal ist man nur von Fernweh krank,
manchmal sitzt man still auf einer Bank.

Manchmal greift man nach der ganzen Welt,
manchmal meint man, dass der Glücksstern fällt.
Manchmal nimmt man, wo man lieber gibt,
manchmal hasst man das, was man doch liebt.

(Musik: Ulrich Swillms, Text: Helmut Richter)

Wenige Tage vor dem Tod von Herrn B. sitze ich bei ihm und seiner Frau im Krankenzimmer. Beide sind etwa Mitte Vierzig, haben zwei jugendliche Kinder. Herr B. ist im präfinalen Zustand, doch er ist noch bei vollem Bewusstsein. Er kann nur noch mit Hilfe einer Sauerstoffmaske atmen, jedes Wort, das er spricht ist ein Kraftakt. Als ich zu ihnen komme, ist der Fernseher laut gestellt. Sie wüssten auch nicht immer, was sie miteinander reden sollten, und der Fernseher würde sie ablenken, ließen sie mich wissen. Die Frage, ob ich ihre Zweisamkeit

störe, verneinen sie vehement, meinen Krankenbesuch nehmen beide dankbar an. Ich fühle mich beklommen und begegne ihnen, wie sie sich an den Händen halten und sprachlos vor dem lauten Fernseher sitzen. Ich frage, ob sie ein wenig Musik hören möchten, und sie nehmen das Angebot gerne an. Ich spiele Klänge auf der Kalimba und auf der Leier, doch mir kommt der intuitive Gedanke, dass es viel mehr Sinn macht, wenn wir gemeinsam etwas tun.

Ich frage ihn, ob er ein Lied kenne, das ihm gefalle, das ich ihm mit seiner Frau vorsingen könne. Es sei so schwierig, einander etwas zu geben, sagt die Ehefrau. Er wolle nichts annehmen, er sei immer der Starke gewesen. Umso mehr wundere ich mich darüber, wie bereitwillig und offen Herr B. die Idee annimmt, dass wir etwas für ihn singen. Er wünscht sich das Lied „Über sieben Brücken musst du gehen“. Ich begleite es mit der Gitarre und seine Frau und ich singen für ihn. Er hat nicht die Kraft mitzusingen, aber es scheint, als ob etwas in ihm mitsingt. Nach der dritten Strophe klatscht er, ein Funke Humor ist im Raum – seine Frau weint. Wir sprechen nichts weiter. Später bedanken wir uns alle drei für den gemeinsam erlebten Moment und ich verabschiede mich von ihnen.

Welche Bedeutung hatte das Lied für Herrn B. und seine Frau? Es war der Geburtstag seines vierzehnjährigen Sohnes, und er sollte noch wenige Tage bis zu seinem Tode haben. Wie mit einer Nabelschnur war er noch mit der irdischen Welt verbunden. Vielleicht fand Herr B. in diesem Lied ein hilfreiches Bild für die Verwandlung seines Körpers in einen gänzlich unbekannten Zustand. Vermutlich vermittelte ihm das Lied Hoffnung und Zuversicht und einen Funken Kampfgeist, den er brauchte. Klänge allein wären für ihn zu „harmlos“ gewesen.

Nicht immer können wir Musiktherapeutinnen uns in unserer Arbeit auf verbale Antworten verlassen. Um so mehr müssen oder können wir unser Bauchgefühl, unsere Intuition, Gegenübertragung und körperliche Resonanz ins Spiel bringen. Was klingt an beim Anderen, was tut gut, was ist „STIMMIG“, wie klingt es in mir nach?

Ich hatte den Eindruck, Herr B. konnte in dem Lied ein hilfreiches Bild finden. Die Bilder und Symbole in diesem Lied sind energetisch wirksam. Vielleicht fast ungewollt, unbewusst wählte Herr B. ein Lied, in dem es um die Verwandlung von Asche hinein in den hellen Schein ging. Als ich den Raum betrat, hatte ich trotz der verzweifelten Situation schlagartig den Eindruck einer fühlbaren Spiritualität zwischen Herrn B. und seiner Frau. Das Lied hat die bereits existierende Spiritualität nicht etwa herstellt, sondern lediglich hörbar gemacht.

Singen vor, während oder nach dem Sterben

Sterben ist Übergang. Doch der Übergang ist nicht einfach. Sterben ist eine schwere Geburt. Monika Renz beschreibt den Prozess des Hinübergehens als „nicht geradlinig und nicht kontinuierlich [...] es ist ein Hin- und Herpendeln zwischen verschiedenen Phasen, die man als *Davor – Hindurch* und *Danach* erlebt“ (Renz 2001, 60 ff). Das *Davor* ist gekennzeichnet von relativer Klarheit des Bewusstseins, oft ist an dieser Stelle ein Sprechen über die Angst vor dem Ungewissen möglich. *Hindurch* ist ein inmitten von Ängsten sein, es ist vergleichbar mit einem Durchgangsstadium. Bewusstseinsferne, Verwirrtheit, körperliche Unruhe finden statt. Diese Phase ist auch für die Angehörigen beunruhigend und führt oft zu einem Erleben von Hilflosigkeit. „Was geschieht mit ihm, hat er Schmerzen, braucht er Medikamente, was kann ich nur tun, mache ich etwas falsch?“

Dieser vielfältigen Verunsicherung können wir Begleiter auf verschiedenen Ebenen behutsam begegnen. Der Sterbende hat möglicherweise keine körperlichen Schmerzen, sondern eine psychische Unruhe. Wir können den Angehörigen Mut machen, diese schwer auszuhaltende Phase miteinander durchzustehen, indem wir vermitteln, dass die Unruhe ein Teil des *Hindurch* ist und dass es nach jedem Hindurch wie bei einer Geburt auch ein *Danach* gibt. Unsere Haltung als Begleiter, sofern wir im *Hindurch* gefragt sind, sollte Mitgefühl ohne Mitverunsicherung sein. Das *Danach* ist ein Zustand, der antizipativ als Friede erlebt wird, auch für die Angehörigen, der Sterbende ist medizinisch noch am Leben, doch er scheint wie über den Berg. Als Außenstehende erleben wir einen friedvollen Zustand. Wenn sich die Menschen noch äußern können, sprechen sie in Bildern von Frieden, Licht, Wiedersehen mit verstorbenen Angehörigen.

Musik kann eine empathische Begleiterin in der Pendelbewegung innerhalb solcher Phasen sein. Ich habe von vielen Angehörigen erzählt bekommen, dass es Lieder waren, die den Sterbenden und Angehörigen geholfen haben, diese letzten Stunden miteinander sinnlich und beseelt zu erleben. Begleitende können den Menschen Mut machen, ihre Angehörigen im *Davor*, *Hindurch* und *Danach* mit all ihren Sinnen und Instinkten und so auch mit ihrer Stimme zu begleiten.

> **„Ich habe meinen Vater in das Sterben hinein gesungen, seine Schwestern waren da und wir haben gemeinsam die alten Lieder gesungen. Diese Lieder nehme ich mit, jetzt wo er nicht mehr ist.“**

Lieder und Gesänge sind uralte Rituale in der Begleitung Sterbender. Im tibetischen Buddhismus, in der christlichen Kultur, in unzähligen afrikanischen

Kulturen nutzen die Menschen (heilige) Gesänge, Mantren, Lieder, rhythmische Gebete (wie z. B. im Christentum den Rosenkranz). Manchmal sind es aber auch Wiegenlieder, die den Menschen beruhigen und in etwas hinein bergen, das an die Geborgenheit des Säuglings bei seiner Mutter erinnert. Durch die Lieder entsteht eine Atmosphäre des Aufgehobenseins, sowohl für die Angehörigen als auch für den Sterbenden. Statt Geplapper, hilfloser Unruhe oder gar Ablenkung durch Fernsehen entsteht ein gemeinsames, synchrones Schwingungsfeld oder eine Harmonie des Herzens. „Kumbaha ya my lord", „So nimm denn meine Hände", „Weißt du, wie viel Sternlein stehen" oder „Der Mond ist aufgegangen", „Swing low"... Wenn sich eine Gruppe singender Menschen mit solchen Liedern in einen Zustand von Herzharmonie einschwingt, kommt es zum Auftreten einer Übereinstimmung, die der Musiktherapeut Wolfgang Bossinger als Gruppen-Herz-Kohärenz bezeichnet (Bossinger 2006, 213 f).

Weiterhin wirken diese synchronisierten und kohärenten Schwingungsprozesse auf das Gehirn ein und führen zu Harmonisierung und Synchronisation neuronaler Netzwerke im Gehirn und schließlich auch im ganzen Körper. Es entsteht ein harmonisches Gruppen-Energiefeld, welches durch Empfindungen tiefer Verbundenheit, Freude und Liebe gekennzeichnet ist. Der Musikwissenschaftler Alf Gabrielson hat in seinen Forschungen den Begriff „Strong Experiences of Music" geprägt und sich auch mit musikinduzierten „himmlischen Gefühlen" befasst. Insbesondere das Singen religiöser Lieder, so Gabrielson, führe zu einer Vereinigung mit etwas Größerem, das als Tor zum Paradies erlebt werden kann (Bossinger 2006, 213 f).

Gut ausgesuchte Lieder und Gesänge sind auf körperlicher, emotionaler und spiritueller Ebene gute Begleiter. In der verwirrenden Zeit des *Davor*, *Hindurch* und *Danach* können wir auf die heilende Kraft von Liedern und Klängen als alte Meister vertrauen.

Oft braucht es Zeit und Empathie, um die Angehörigen oder Sterbenden, wenn sie ansprechbar sind, zu inspirieren, ein Lied zu suchen. Am Anfang ist Unsicherheit, Nicht-Wissen, oder der Ausruf: „Nein wir haben keine Lieder!" Doch häufig sprudeln dann, wie aus einer ungeahnten Quelle, Lieder und ungeahnte Melodien hervor, die tief aus ihrem Innersten auftauchen und eine hohe Bedeutung haben für die letzten Lebenstage.

Wir nennen diese innere Quelle an Liedern das „innere Schallarchiv", das sich jeder Mensch im Laufe eines Lebens aneignet. Musiktherapeutinnen können die Sterbenden oder ihre Angehörigen unterstützen, ihre Lieder im inneren „Schallarchiv" zu suchen und zu finden. Im Gespräch können wir miteinander herausfinden, welche dieser Lieder eine Bedeutung für den Patienten oder den Angehörigen haben.

Welche Lieder haben sie (oder ihre Angehörigen) als Kind gehört? Mit welchen Liedern sind sie eingeschlafen? Was waren die Lieder ihrer Jugendzeit? Wenn man niemanden mehr fragen kann, frage ich meine eigene Intuition. Welches Lied liegt mir auf den Lippen? Mit welchem Lied bin ich authentisch? Welches Lied hat eine Bedeutung für diesen Augenblick? Wir können als Angehörige oder Begleiterinnen alles singen, was uns in den Sinn kommt. Wir können improvisieren oder summen, unsere Trauer und Dankbarkeit singen, unser Mitgefühl singen und unsere Liebe singen. Viel wesentlicher als das, *was* wir singen, ist es, *mit welcher Absicht* wir es singen.

Klänge können spirituelle Ressourcen wecken

> **Eine Stunde mit Herrn H: Ich besuche Herrn H. Er sagt mir, es gehe ihm heute nicht gut. Das liege an den körperlichen Schmerzen, er sei in keiner guten Stimmung. Ich frage ihn, ob er das Monochord hören wolle. Ja, sehr gerne, darauf warte er ja schon. Ich lege das Monochord parallel neben ihn aufs Bett, er legt seinen rechten Arm um das Instrument, wie um ein Kind, und ich beginne zu spielen. Während ich spiele, singe ich dazu. Erst improvisierend, tauchen später Wiegenlieder aus meinem Inneren auf. Manchmal schaue ich auf, sehe sein Gesicht an. Später sagt er, er war wie in Trance.**
>
> **Eine Woche später: Ich spiele ca. 20 Minuten, zwischendurch frage ich ihn, wie es ihm gehe, er sagt, ihm ginge es gut, ich solle noch weiterspielen. Nach ca. 40 Minuten beende ich die Klangreise. Nun sagt er, die Stimmung sei besser, er war in einer anderen Welt. Dort habe er einen Fluss gesehen, einen großen Strom, der in ein Gebirge geflossen ist. Ich frage ihn, ob der Fluss auch wieder irgendwo hinaus geflossen ist. Ob es so etwas wirklich gebe, Flüsse, die in Berge fließen. Ja sagt er, das gebe es auch in Wirklichkeit. Er sagt, wenn man den Fluss einfärben würde, dann würde man sehen, wo er wieder hinaus geflossen ist, aber er will es gar nicht wissen. Sein Fluss fließe nicht wieder heraus aus dem Gebirge. So lassen wir beide dieses mächtige Bild vom großen Fluss, der im Berg geborgen ist, auf uns wirken und schweigen.**

Das Bild vom Fluss, der in den Berg hinein fließt, dokumentiert, dass inmitten der stressreichen Begegnung mit Sterben und Tod ein ganz anderes Erleben stattfinden kann. Dieses Erleben beschreibt ein „Heil-Sein" außerhalb der Kategorien von krank und gesund und ist auch bei Nahtoderlebnissen bekannt (Weiher 2008, 1138). Der Klinikseelsorger Weiher schreibt:

„Man kann davon ausgehen, dass die Fähigkeit zu spiritueller und transzendenter Erfahrung zur neuronanatomischen Grundausstattung des Menschen gehört. Menschen greifen, erst recht in Todesnähe, auf Deute-Ressourcen in Form von inneren Bildern und spirituellen Erfahrungen zurück, die ohne ihr bewusstes Zutun ganz spontan im Gehirn aktiviert werden." *(Weiher 2008, 1183)*

Musik kann diese Ressourcen antriggern. Hierzu noch ein kleines Beispiel aus der Physik: Mittlerweile kann durch physikalische Versuche nachgewiesen werden, dass die obertonreichen Monochordklänge, so wie alle anderen Klänge und Arten von Musik, eine nachweisbare Wirkung auf Wassermoleküle haben. Unter dem Einfluss eines Monochords werden einfache Wassertropfen auf Glasplatten zu zauberhaften Rosetten in konzentrischer Anordnung. Das Auge erlebt diese Anordnung als perfekte Harmonie. Der Psychologe Alexander Lauterwasser (2003) hat durch seine Experimente, sogenannten „WasserKlangBildern" herausgefunden, wie ordnend die Wirkung der Obertöne auf rein physischer Ebene ist. Obertöne sind reine Schwingung. Sie beeinflussen Materie, da diese letztlich auch Schwingung und nicht wirklich starr ist. Wir sind zwar zu 65 % Wasser, doch wir sind natürlich aus weit mehr als Wasser. Wir geben gehörtem Klang eine Bedeutung, verknüpfen Klänge mit unserer eigenen Lebensgeschichte. Wenn unser Organismus mit der perfekten Harmonie eines Obertoninstrumentes in Resonanz gerät, können Bilder aus tieferen Schichten unseres Bewusstseins geweckt werden. Diese inneren Bilder sind spirituelle Ressourcen, die die Sterbenden aus sich heraus mitbringen. Die Klänge verhelfen dem, was da ist, lediglich noch einmal auf die Welt. Monochordklänge können ein Erleben von Aufgehobensein im Unkonkreten und Hingabe über die bisher zugänglich inneren Grenzen hinaus eröffnen. Dieses Erleben kann auf der Grundlage eines inneren Gefühls von Sicherheit auf dem Boden einer tragfähigen Beziehung gedeihen.

Fallen und geborgen sein

Die Vorstellung zu sterben, ist nicht nur wegen körperlicher Schmerzen oder z. B. Atemnot beängstigend. Viele Menschen kämpfen mit der Angst, aus dem irdischen Leben heraus in ein Nichts, ein ungewisses, großes schwarzes Loch, zu fallen. Der Psychotherapeut und Theologe Roland Kachler (2007) beschreibt im Zusammenhang mit trauernden Menschen und aus eigener leidvoller Erfahrung heraus, wie unerträglich für Trauernde die Vorstellung ist, den geliebten Menschen loslassen zu müssen. Loslassen wird häufig mit

Fallen und mit der Urangst, herauszufallen oder jemanden herausfallen zu sehen, verbunden. In seinen hypnosystemisch orientierten Konzepten der Trauerbegleitung zeigt Roland Kachler Wege auf, diesem Bild des Loslassens heilsamere Lösungsbilder angesichts des Todes anzubieten. Auch schwerstkranke Menschen und ihre Angehörigen brauchen hinsichtlich ihrer Ängste Lösungsbilder. Imaginationen, Rituale oder Lieder können Wege sein, heilsame Bilder sinnlich zu fühlen.

Ein Patient, der sehr abgeklärt mit seiner Krankheit umgegangen ist, hat mir einmal gesagt: „Ich habe keine Angst vor dem Tod, ich bin dankbar für das, was ich alles erlebt habe. Aber ich habe solche Angst zu sterben." Und dann fing er an zu weinen wie ein Kind, das Angst davor hat, fallen gelassen zu werden. Meine Antwort war ein „mit Berührt sein" ohne Antwort. Das konnte ich ihm in diesem Moment so sagen. Einige Tage später war er nicht mehr bei Bewusstsein. Seine Frau wünschte sich von mir zusammen mit ihr das Lied zu singen: „Nobody knows the trouble I have seen" (ein traditionelles Spiritual). Beide waren nicht im engeren Sinne religiös. Doch das Lied hatte für das Paar eine Geschichte, die bei seinem Sterben eine tragende Kraft darstellte – übrigens auch für mich. Ebenso haben sie sich kurz vor seinem Tod von dem Ritual der christlichen Krankensalbung zutiefst berühren lassen.

Musik kann die spirituellen Nöte und Ängste Sterbender nicht „über-spielen". Aber wir musikalische Begleiterinnen können denjenigen, die für Musik zugänglich sind, helfen, sie sich im Sterben als eine spirituelle Kraftquelle zu erschließen. Die Bilder, die auftauchen, kommen aus dem inneren Erleben der Patienten. Die Musik ist eine bergende Schutzpatronin für die Sterbenden und sie ist auch unsere Schutzpatronin, die Patronin für die Musikerinnen, wenn sie keine Antwort wissen. Sie kann sowohl den Sterbenden, ihren Angehörigen als auch uns an der Grenze des Lebens Begleitschutz geben.

Die biblische Gestalt des Hiob, der alles verloren hat, war über Jahrhunderte hinweg in Flandern und in Teilen Frankreichs der Schutzpatron der Musikanten. In eindrücklicher Weise zeigt der Theologe und Kirchenmusiker Heymel mittelalterliche Bilder, die Zeugnis davon ablegen, wie Musikanten Hiob in seinem trostlosen Leid getröstet haben (Heymel 1999). Keiner sonst konnte Hiob trösten, doch die Schönheit der Musik und das Mitgefühl seiner Musikanten haben etwas in ihm verändert – durch Antwort ohne Worte.

8 Hilfreiche innere Haltungen

Dorothea Bünemann & Martina Baumann

Wir haben die vielfältigen Facetten unserer Arbeit beschrieben. Vielfältig sind die Facetten aufgrund der besonderen Menschen, die uns in unterschiedlicher Weise begegnen, aufgrund der unterschiedlichen Erkrankungen und der unterschiedlichen Phasen, in denen wir ihnen in ihrer Krankheit und letztlich ihrem Sterben begegnen. Wir gehen in Resonanz mit der großen Not Schwerstkranker und ihrer Angehörigen. Doch wir begegnen ebenso intensiv lebenden Menschen, die heiraten, Geburtstage feiern, Weihnachten feiern, malen, dichten und musizieren. Und wir treffen auf hinfällige Menschen, die bewusstseinsfern im Übergang sind vom Leben ins Sterben hinein. Wir begegnen sehr alten Menschen mit vielen Vergangenheiten, von Flucht, Krieg, Vertreibung und Überlebenswillen geprägt. Wir treffen auf Patienten, die geistig verwirrt sind. Wir arbeiten mit denjenigen, die, inspiriert durch ihren eigenen Tod, noch etwas zur Welt bringen möchten. Wir arbeiten mit Künstlern und Lebenskünstlern, religiösen Menschen und denen, die sich aufgrund ihrer Krankheit von Gott allein gelassen fühlen. Wir begegnen Familien, sozial isolierten Kranken, liebenden Paaren, Eltern, die um ihr Kind trauern, Kindern, die um ein Elternteil bangen und wir begegnen natürlich den unterschiedlichen Mitarbeitern und Atmosphären. Wir finden uns in öffentlichen Räumen und in der intimen Begegnung am Krankenbett.

Unsere Tätigkeit ist störanfällig und unberechenbar und unterliegt gleichzeitig einer Ruhe, die man selten in anderen Einrichtungen und Arbeitskontexten kennt. Palliative Care, so heißt es eingangs in der Definition (Kapitel 3), entspricht einer Behandlung und einer Haltung („attitude“). Ebenso verhält es sich in der Musiktherapie mit schwerstkranken und sterbenden Menschen.

Mit ihrem Buch „Dem Sterben Leben geben“ hat uns Monika Müller (2006) darin bestätigt und inspiriert, unsere therapeutischen Haltungen als Geisteshaltungen zu reflektieren und immer wieder aufs Neue zu überprüfen. Unsere Haltungen entwickelten sich aus den gelebten und auch zum Teil erlittenen Erfahrungen in Palliative Care, in der gemeinsamen Reflexion über unsere Arbeit und auch über das Schreiben dieses Buches. Wir haben einen Koffer voller vielfältiger musiktherapeutischer Möglichkeiten. Doch alles Handeln macht wenig Sinn, wenn wir vergessen zu sein. Die Haltungen erinnern uns daran, mehr zu sein als zu tun.

Absichtsvolle Absichtslosigkeit

Unter absichtsvoller Absichtslosigkeit verstehen wir, dass wir nicht demgegenüber gleichgültig sind, was geschieht (absichtsvoll), uns dennoch nicht von selbst gesteckten Zielen leiten lassen. Selbst wenn wir zum Beispiel meinen, es könnte dem Patienten gut tun, sich mit Musik zu entspannen oder etwas Ablenkung im Aufenthaltsraum zu bekommen oder über seine Gefühle zu sprechen und dadurch Erleichterung zu erfahren, ist es letztlich die Entscheidung des Patienten, ob er sich darauf einlässt. Der Geist der Absichtslosigkeit hilft uns, den Wert unseres Angebotes nicht daran zu messen, wie es angenommen wird. Und er hilft dem Patienten, dass er vor „helfenden Übergriffen" oder „übergriffigen Helfern" geschützt ist. Denn die Patienten sind sehr häufig ausgeliefert und bewahren sich ihre Autonomie manchmal dadurch, einfach zu etwas „Nein" zu sagen. Die Haltung der Absichtslosigkeit in der Musiktherapie in Palliative Care unterstreicht die Freiheit des Angebotes.

In der Pflege oder im Rahmen eines medizinischen Eingriffes wäre die Haltung der Absichtslosigkeit weniger hilfreich. Manche Maßnahmen müssen geschehen. Doch gerade, weil so viel geschehen muss, muss es etwas geben, was einfach nur sein darf, aber nicht sein muss. Die Haltung der Absichtslosigkeit stellt den Auftrag des Patienten an die erste Stelle (siehe Kapitel 4 über Auftragsklärung).

Aufsuchen

Einerseits ist „aufsuchend" eine Haltung, andererseits eine notwendige Praxis, um überhaupt in Kontakt mit unseren Patienten zu kommen. Man muss sich immer wieder vor Augen halten, dass unser Aufsuchen zunächst eine Konfrontation für den Patienten bedeuten kann. Zumeist im Bett liegend, ist er mit unserer körperlichen Unversehrtheit und Mobilität konfrontiert. Rein szenisch gesehen kann das Hineingehen in ein Krankenzimmer eine Asymmetrie im Kontakt mit dem Patienten bedeuten. Natürlich kann der Patient auch froh darüber sein, besucht zu werden. Aufsuchende Haltung heißt, hellhörig und neugierig zu sein, ob und wie der Patient gefunden und entdeckt werden will. In der aufsuchenden Haltung respektieren wir die Autonomie des Patienten, die krankheitsbedingt eingeschränkt ist.

Aufsuchende Haltung und die Haltung der Absichtslosigkeit gehen miteinander einher. Mit beiden Haltungen lassen wir zu, dass wir mit unserem Angebot nicht angenommen werden. Wir ordnen unseren Wunsch nach Bedeutsamkeit den Bedürfnissen der Patienten unter.

Flexibel sein in Raum und Zeit

Geschieht ein Zusammenspiel zum Beispiel im Krankenzimmer am Bett, so ist dieser Kontakt flexibel in Raum und Zeit. Vielleicht sprechen wir ein paar Minuten über die Lieblingsmusik der Patienten, vielleicht entsteht der Wunsch, etwas gemeinsam anzuhören. Vielleicht sind Angehörige dabei und wünschen sich, gemeinsam zu singen. Manchmal entwickeln sich danach noch Gespräche.

Im Hier und Jetzt sein

Im Vordergrund der musiktherapeutischen Begleitung steht die Begegnung im Hier und Jetzt. Es gilt, den augenblicklichen Zustand der Patienten und ihren Angehörigen wahrzunehmen. Ein hohes Maß an Achtsamkeit ist vonnöten, vor allem hinsichtlich der gesamten Atmosphäre: Diese wird spürbar durch körperliche mimisch-gestische Äußerungen und durch Begleitsymptome, die oftmals Schmerzen gekennzeichnet und nicht immer sprachlich mitgeteilt werden (können). Wir können nicht davon ausgehen, dass in der Begleitung thematisch ein roter Faden sichtbar wird. Beispielsweise vereinbaren wir mit unserem Patienten für die nächste Stunde, seine Lieblingsmusik zu hören und müssen uns beim nächsten Mal auf ganz andere Zustände und Bedürfnisse des Patienten einstellen.

Fragmentarisches Arbeiten

Anknüpfend an die Arbeit im Hier und Jetzt erfordert unsere Arbeit in Palliative Care, bereit und offen dafür zu sein, fragmentarisch zu arbeiten. Das kann z. B. bedeuten, auf biografische Themen zu verzichten. Zum einen spielt der Faktor Zeit eine wichtige Rolle, zum anderen zeigen die Patienten oftmals wechselnde seelische und körperliche Zustände. Besonders wenn es um körperliche Schmerzen und medikamentöse Schmerzeinstellung geht, sind die Möglichkeiten, kontinuierlich im therapeutischen Kontakt und am Thema zu bleiben, begrenzt.

Die „Störanfälligkeit" kann auch durch äußere Gegebenheiten bedingt sein, da jederzeit Dritte hinzukommen können, wie Angehörige, Visite, Pflegepersonal oder Ehrenamtliche. Auch innere Prozesse des Patienten, sei es plötzlich auftretender Schmerz oder Schwäche, z. B. durch fragiles seelisches Geschehen, können zu abrupten Wechseln des therapeutischen Geschehens führen.

Die Quintessenz fragmentarischen Arbeitens besteht darin, anzuerkennen, dass jede Begegnung die letzte gewesen sein kann. Somit macht es Sinn, die therapeutischen Sequenzen als geschlossene Einheiten zu „gestalten", die Abschiede am Ende des Kontakts bewusst zu erleben und dennoch für ein Wiedersehen offen zu bleiben.

Freie Improvisation im Schwebezustand

Anders als in sonstigen psychotherapeutischen Kontakten gibt es für Musiktherapeutinnen in Palliative Care keine festen Strukturen hinsichtlich Zeit, Umfang und „Therapievertrag". Die Begegnungen können zwischen zwei und 90 Minuten variieren. Durch bereits beschriebene Gründe bleiben viele auf der Vorkontaktebene. Immer wieder erleben Patienten es als wohltuend, ein Alltagsgespräch zu führen, wie zum Beispiel über das Wetter, die Fußballweltmeisterschaft, Tiere, Nachrichten etc. und sich somit der Normalität des Lebens zuzuwenden. Wenn sich dann ein tieferes Anliegen anbahnt, können wir diesem Thema Raum lassen. Als Musiktherapeutinnen liegt es nahe, dass wir „unverbindlich" über musikalische Vorlieben einsteigen und oftmals entwickelt sich daraus ein Motiv. Als ob sich aus einem Klangteppich eine Melodie herausbildet, die in der Begegnung Gestalt annimmt. Zu unserer Professionalität gehört bekanntermaßen die Fähigkeit, musikalisch frei zu improvisieren. Es ist uns vertraut, unser Gegenüber dazu zu ermutigen, sich auf diesen schöpferischen Gleitflug einzulassen.

Musiktherapie in Palliative Care bedeutet für uns, die spielerischen Gestaltungsmöglichkeiten der Improvisation in die Begegnungen mit den Patienten hineinzunehmen. Unter der Haltung im Schwebezustand zu arbeiten, verstehen wir die Kunst, im Kontakt zu improvisieren.

Ein Geheimnis lassen

Besonders im Palliativ- und Hospizbereich sind Patientinnen durch eine Fülle von medizinisch aufwendigen Untersuchungen umfassend durchleuchtet, es gibt kaum noch Unklarheiten und Geheimnisse über ihre körperlichen Prozesse. Innerlich und äußerlich entblößt, erleben sich die Schwerstkranken im Kontakt mit den sie zu Betreuenden. Peter Sloterdijk stellt in seiner „Kritik der zynischen Vernunft" (1983) die sprachliche Verbindung zwischen moderner medizinischer Diagnostik und den Machenschaften der Geheimdienste dar:

„Der Arzt betreibt gewissermaßen somatische Spionage. Der Körper ist der Geheimnisträger, der so lange beschattet wird, bis über seine inneren Zustände soviel bekannt ist, dass Maßnahmen getroffen werden können. Und wie die Agenten setzen die Mediziner großen Ehrgeiz in die Verschlüsselung von Informationen, damit das ‚Objekt' nicht weiß, was man über es weiß." *(Sloterdijk 1983, 628f)*

So erscheint es auch „vor dem Hintergrund zu verständlich, wenn die Patienten sich zurückziehen und ein gut gemeintes Kontaktangebot ablehnen" (Bünemann 2009).

M. Müller spricht vom Geist des Geheimnisses (2006). Sie appelliert an das Verständnis der Begleiter von Sterbenden, dem Wunsch der Patientinnen, nicht nur als krank gesehen zu werden, als Mensch mit einer Störung oder einem Defekt, sondern als Mensch, der seine Geschichte, seine innere persönliche Linie und vor allem sein Geheimnis hat.

Immer wieder erleben wir in Teamsitzungen, dass mit Sorge über Patientinnen gesprochen wird, die sich nicht anvertrauen, die oftmals Gesprächsangebote ablehnen. Der gut gemeinte Satz: „Wir wissen so wenig von ihr" und die Bitte, eine aus dem Team möge versuchen, mehr von ihr zu erfahren, berührt genau den beschriebenen Aspekt.

Mut zur eigenen Lebensenergie

Media vita in morte sumus; soll heißen, in anbetracht der Lebenszugewandtheit den Tod nicht zu vergessen.

„Aber mir scheint auch, gerade in Verbindung mit der Begleitung Alter, Kranker und Sterbender, die gelegentliche Umdrehung der Formel angebracht. Sie könnte dann heißen: Morte in vita sumus. Mitten in all den kleinen und großen Toden dürfen wir das Leben, seine Würdigung und seine Feier nicht aus den Augen verlieren." *(Müller 2006, 3)*

Wir verstehen, die Haltung „sich das Leben zu nehmen", wie es Monika Müller provokant formuliert, (Müller 2006, 15) als Einladung in zweifacher Hinsicht. Das eine ist die „Erlaubnis", dass es keine Verdrängung oder Verleugnung des Leidens, sondern für Sterbende würdig und angemessen ist, Inseln der Gesundheit und Normalität zu kultivieren und zu fördern. Der zweite Aspekt ist eine Form der Fürsorge für uns selbst als Begleiterinnen. Mehr als viele andere Menschen kommen wir nahezu täglich mit Sterben und Tod in Berührung.

Es gibt Zeiten, in denen wir als Betroffene selbst im Prozess von Begleitung, Abschied und Trauer um einen geliebten Menschen und zeitgleich professionell tätig sind. Gerade das Erleben unserer eigenen Verletzlichkeit hat uns gelehrt, dass wir uns inmitten oder trotz dieser geballten Ladung von Leiden und Sterben „das Leben nehmen" dürfen. Im Sinne der Selbstfürsorge brauchen wir den lebendigen Raum – Raum für Alltag, Erholung, Schönheit, Musisches, für Beziehung, Freundschaft und Liebe. Auch macht es Sinn, diese Inseln zu kommunizieren und nicht verschämt zu verstecken. In der persönlichen und professionellen Begleitung Sterbender haben wir erfahren, dass diese oft froh sind und dankbar, wenn wir uns mit unserer Lebendigkeit und Lebenslust zeigen und sie daran teilhaben lassen.

Abschließende Gedanken

Martina Baumann & Dorothea Bünemann

Die musiktherapeutische Begleitung Sterbender ist so vielfältig wie die Menschen, denen wir begegnet sind. Wir sind jedes Mal aufs Neue herausgefordert, uns in der Begleitung neu zu erfinden und diese gemeinsam mit den Patienten und ihren Angehörigen in Kontext von Palliative Care zu gestalten.

Wir haben auf unserer Reise durch das Buch die vielfältigen Facetten musiktherapeutischen Arbeitens dargestellt und mit vielen Beispielen veranschaulicht. Eingebettet in die Haltung und Arbeitsweise möchten wir an dieser Stelle unseren Ansatz Music Care nennen: Music Care orientiert sich an den Leitgedanken von Palliative Care, trägt in unserem Verständnis auf umfassende Weise zur Lebensqualität Sterbender bei, integriert die Angehörigen in ihre Arbeit und spricht die spirituelle Ebene an. Music Care lehnt sich an die ursprüngliche Bedeutung von **palliativ** (vom lateinischen pallium – Mantel) an. Das bedeutet, dass die Musik umhüllend atmosphärisch im Krankenzimmer und im öffentlichen Raum den kurativen Gedanken in den Hintergrund rückt. Dies soll nicht heißen, dass die Patienten nicht aktiv Teilnehmende sein können. Sterbende vollziehen ihre ganz eigenen Entwicklungsprozesse vor dem Hintergrund ihres Lebensendes (wie in Kapitel 6 – Künstler und Lebenskünstler – exemplarisch beschrieben wurde).

Music Care setzt den Akzent auf die Akzeptanz der sich ständig verändernden Entwicklungsprozesse und Zustände der Patienten. Somit fokussiert Music Care auf das Zulassen, das Erleben und die Gestaltung des Augenblicks und orientiert sich am Auftrag des Patienten (siehe Kapitel 4 Behandlungsaufträge).

Wir haben es in Musik Care mit dem „unlösbaren Thema" Tod und seiner Unabwendbarkeit zu tun. Damit kommen wir als Begleitende mit Gefühlen wie Ohnmacht, Verzweiflung, Zorn, Trauer bis hin zu Akzeptanz und Frieden in Berührung. Die Launen der Natur des Sterbens suchen nicht nur die Patienten heim, sondern sie prägen den Inhalt und die Form unserer Arbeit – noch dazu in begrenzter Zeit und einem Spektrum von Begegnungen, die von Einmaligkeit, kurzer Begegnung bis hin zu mehrwöchigen intensiven Begleitungen variieren können. Bei aller Tiefe, Belastung und Erschütterung in dieser Arbeit führt uns Music Care aus einem Handlungsdruck heraus in eine innere Ruhe und Freiheit hinein (Verres 1999).

Music Care geht über das Verständnis therapeutischer Begleitung im engeren Sinne hinaus und erweitert um Bereiche wie Erbauung und Unterhaltung durch und mit der Schönheit von Musik. Music Care bedient das Bedürfnis der Patienten (Angehörigen und Mitarbeiter), sich auch mit etwas anderem zu beschäftigen als mit den Problemen ihrer Krankheit und ihres Sterbens. Sie haben den legitimen Wunsch nach Normalität und Alltag. Diesen Wünschen wird in Music Care Rechnung getragen und folgt den Leitgedanken von Palliative Care: den Tod zu akzeptieren und das Leben zu bejahen, sowie den Tagen Leben geben, statt dem Leben Tage. Das heißt nicht, dass Music Care auf „Happy Dying" abhebt, wir wollen lediglich mit den gesunden Inseln des noch so schwer erkrankten Menschen in Resonanz treten.

Music Care kann durch den Einsatz von Musik als atmosphärische Gestaltung im öffentlichen Raum das Klima einer Station oder eines Hauses stimmungsvoll und sinnlich bereichern. Gemeinschaft, Trost, Aktivierung, Ausgelassenheit, Traurigkeit, Sehnsucht, Erinnerung, Klagen und Feiern sind Ebenen, die dabei angesprochen werden können.

Was Fehlt? Uns fällt auf, dass wir eindeutig Schwerpunkte setzen in unserer Arbeit hinsichtlich der Auswahl aus unserem musiktherapeutischen Repertoire. Zum einen verwenden wir Lieder in jedweder Form, sprich der Synthese von Melodie und Text. Zum anderen arbeiten wir mit einer Vielfalt von Klängen, zumeist rezeptiv. Das rhythmische Element schwingt zwar oft mit, spielt jedoch eine untergeordnete Rolle. Woran liegt das? Vielleicht gibt uns die Aussage einer Patientin die Antwort: „Rhythmus spricht eine Lebendigkeit an, bei der ich mitgehen muss. Ich kann aber nicht mehr so gehen. Beim Klang muss ich mich nicht mehr anstrengen." Die Äußerungen der Patientin treffen das, was Rhythmus tatsächlich repräsentiert: Struktur in der Zeit, zielgerichtete Energie, kollektives Wir-Gefühl, Rhythmus ist Erdung und Leben. Der schwerstkranke Patient hat zu diesen Erlebnismöglichkeiten nur noch begrenzt Zugang. Je nach seiner Verfassung entfernt er sich davon mehr und mehr. Möglicherweise spielt aber auch die Tatsache, dass Music Care vorrangig in den Krankenzimmern oder in einem öffentlichen Raum auf der Station stattfindet eine Rolle, denn Rhythmus ist das Element, das am meisten durchdringt und stören kann.

Kann es sein, dass das rhythmische Element und die vitale zielgerichtete Energie in Palliative Care und somit auch in Music Care mehr Einzug halten würde, wenn wir einen eigenen (schalldichten) Raum hätten? Nehmen die ökologischen Bedingungen einer Station oder eines Hauses auf die musikalischen Ausdruckmöglichkeiten Einfluss und begrenzen sie? Stellen wir uns doch vor, ein Patient im Krankenzimmer hätte Lust auf eine Trommelsession, während im Nachbarzimmer ein Patient im Sterben liegt, was würden wir tun? Und was würden Sie tun, verehrte Leserinnen?

Des Weiteren fällt uns auf, dass wir die musiktherapeutische Arbeit mit Kindern und Jugendlichen und die Arbeit mit Menschen mit Migrationshintergrund in Palliative Care nicht beschrieben haben. Schwerstkranke Kinder und Jugendliche werden in pädiatrisch – onkologischen Abteilungen behandelt und begleitet. Seit längerem gibt es auch eine ambulante und stationäre Hospizarbeit für Kinder, Jugendliche und ihre Angehörigen. Musiktherapie mit krebskranken Kindern zum Beispiel wurde von Barbara Grießmeier, Wolfgang Bossinger und anderen Autoren beschrieben (Griessmeier/Bossinger 1994, Kollmann/Kruse 1990). Evangelia-Joanna Ferti (2008) schrieb an der FH für Musiktherapie in Heidelberg ihre Masterarbeit über „Die Musiktherapie als Teil der psychosozialen Versorgung krebskranker Kinder und Jugendlicher". Unsere Arbeit bezieht sich ausschließlich auf erwachsene Patienten von Mitte zwanzig bis ins hohe Alter. Wir erheben daher nicht den Anspruch, dass die Ergebnisse unserer musiktherapeutischen Arbeit übertragbar sind auf die Arbeit mit unheilbar erkrankten Kindern und Jugendlichen.

Kinder und vor allem Jugendliche leben mit ihren ganz eigenen, ihrem Alter entsprechenden musikalischen Stilrichtungen, Ausdrucksmöglichkeiten und durch ihre Vitalität. Im Austausch mit Kolleginnen erfahren wir, dass in diesem Bereich auch elektronische und multimediale Instrumente, Tonträger und Aufnahmetechnik zum Einsatz kommen, wie z. B. Keyboard, E-Gitarre, Schlagzeug, Videotechnik etc.

Diese wichtige Arbeit stellt außerdem eine zusätzliche Herausforderung an die Begleitenden dar, sehen diese sich doch mit der Tatsache konfrontiert, dass sie junge Menschen begleiten, deren Leben vor dem Leben der Eltern und möglicher Geschwister zu Ende geht. Auf die Besonderheiten dieser Begleitung wollen und können wir an dieser Stelle nicht weiter eingehen.

Auch haben wir in diesem Buch nicht explizit die spezifische Thematik der Begleitung Sterbender aus anderen Kulturkreisen beschrieben. Dabei sind wir in unserer Arbeit immer wieder mit diesen besonderen Menschen in Kontakt gekommen. Gerade mit Patienten aus Osteuropa konnten wir durch unseren eigenen musikalischen Hintergrund und der Liebe zu osteuropäischer Musik manch sprachliche Barriere im gemeinsamen Spielen und Hören von Musik überwinden. So konnte Musik für diese Menschen eine stärkende und berührende Erinnerung an ihre Heimat, somit wie eine „Insel der Heimat" sein. Zu manchen Menschen z. B. aus islamischen oder fernöstlichen Kulturkreisen bekamen wir wiederum weniger Zugang. Zum einen konnten dabei sprachliche Barrieren eine Rolle spielen, zum anderen sehen wir Grenzen musiktherapeutischen Begleitens durch ihren andersartigen, zuweilen uns fremden musikalischen Hintergrund.

Wir haben den Eindruck, dass gerade männliche Migranten und deren Angehörige es schwer haben, uns als dritte in ihren besonders ausgeprägten familiären Zusammenhalt einzubeziehen, besonders wenn es um das Hineingehen in die Intimität des Krankenzimmers geht. Oft ist ihnen vertraut, dass ihre Angehörigen grundsätzlich in die alltägliche Versorgung im Krankenhaus einbezogen werden. Wir stellen für sie mitunter eine völlig unbekannte und vielleicht auch überflüssige Berufsgruppe dar. Anders ist es mit der Musik als Atmosphäre im öffentlichen Raum. Außerhalb der Intimität der Familie sind dort weniger Scheu und Barrieren spürbar, und wir erleben immer wieder, wie Patienten uns als Musikantinnen respektieren und dankbar annehmen.

Da die Zahl schwerstkranker und sterbender Migranten zunehmen wird, wäre es wichtig und sinnvoll sich an anderer Stelle dieser Thematik mehr zu zuwenden.

Aufgrund unserer zeitlich limitierten Präsenz und der Tatsache des fragmentarischen Arbeitens haben wir den progredienten Verlauf des Sterbeprozesses einzelner Patienten häufig nicht als Kontinuum erlebt und daher auch nicht in seinen Etappen prozesshaft beschrieben. Bis auf wenige Ausnahmen (wie z. B. Kapitel 6.: „Künstler und Lebenskünstler im Hospiz") bezieht sich unsere Beschreibung auf einzelne Momente. Uns lag mehr an der Darstellung der vielfältigen Facetten von Music Care als an ausführlichen Falldarstellungen. Dennoch: Es bleibt der Eindruck haften, dass Patienten uns in unserem gelegentlichen „Gast-sein" an ihrem Prozess haben Anteil nehmen lassen.

Zum Schluss möchten wir betonen, dass unsere belastende und bereichernde Arbeit nur durch die Bereitschaft der Patienten, sich auf die Begegnung mit uns einzulassen, geschehen kann. Dafür sind wir ihnen dankbar. Sie lehren uns, unsere bisherigen therapeutischen Haltungen radikal zu überprüfen und zu verändern und diese wertvollen Einsichten in unser Leben mit hinein zunehmen. Besonders erfahren wir durch sie, wie kostbar und wichtig Leben im Augenblick ist. Wir lernen, wie bedeutsam es ist, die Herausforderungen des Alltags zu leben mit Raum für Liebe, Schönheit und Berührung in Anbetracht von Leiden, Schmerzen und Endlichkeit.

> **„Der von einer unheilbaren Krankheit Betroffene entwickelt – oft im Gegensatz zum Begleiter – eine Kompetenz, die Antwort auf letzte Lebensfragen geben kann. So verkehrt sich das Verhältnis: Die Leidenden werden zu Lehrenden, die Nichtleidenden zu Lernenden oder zumindest zu Lernbedürftigen-und so hat die Palliativmedizin eine Dimension wechselseitigen Lernens." (E. Schuchardt 2008)**

Literatur

Ahles, T. A., Blanchard, E. B., Ruckdeschel, J. C. (1983): The multidimensional nature of cancer realted pain. Pain; 17, 227–88

Aldridge, D. (Hrsg.) (2000): Kairos IV: Beiträge zur Musiktherapie in der Medizin. Hans Huber, Bern

Arbeitsgemeinschaft der Musiktherapeutinnen und Musiktherapeuten in der Onkologie: www.musiktherapie-onkologie.de

Arbeitskreis für spirituelle Begleitung in der Palliativmedizin (2007): Konzept. www.dgpalliativmedizin.de/pdf/fachkompetenz/spirituelle Begleitung, 10.Mai 2007

Aulbert, E. (2008): Lebensqualität in der Palliativmedizin. In: Aubert, E., Nauck, F., Radbruch, L. (Hrsg.): Lehrbuch der Palliativmedizin. 2. Aufl. Schattauer, Stuttgart / New York, 15–35

Balck F., Kirschgens, A., Tchitchkian, G., Berth, H. (2006): Hilfebedarf und Unterstützungsmöglichkeiten für Angehörige. In: Koch, U., Lang, K., Mehnert, A., Schmeling-Kludas, C. (Hrsg.): Die Begleitung schwer kranker und sterbender Menschen. Schattauer, Stuttgart, New-York, 183–191

Bauer, J. (2006): Warum ich fühle, was du fühlst. 9. Aufl. Hoffman und Campe, Hamburg

Baumann, M. (1988): Abschied in Liedern. Unveröffentlichte Diplomarbeit, Fachhochschule für Musiktherapie, HD

– (2005): Diesseits von Eden, Musik für Sterbende und ihre Begleiter. Unveröffentlicher Projektbericht, Universität Heidelberg, Institut für Medizinische Psychologie

Bausewein, C., Roller, S., Voltz, R., Albrecht, E. (2007): Konzept der Palliativmedizin. In: Bausewein, C., Roller, S., Voltz, R. (Hrsg.): Leitfaden Palliativmedizin. Palliative Care. 3. Aufl. Urban&Fischer, München / Jena, 1–56

Berendt, J.E. (1991): Das dritte Ohr vom Hören der Welt. Rowohlt, Reinbeck

– (1993): Hinübergehen. Network bei Zweitausendeins, Frankfurt

Binner, M. (2007): Zum Ausklang des Lebens – Harfenspiel für schwer kranke und sterbende Menschen. EduCultura GmbH, Konstanz

Bossinger, W. (2006): Die heilende Kraft des Singens. Traumzeit-Verlag, Battweiler

Bossinger, W. (Hrsg.) (2008): Schwingung und Gesundheit. Traumzeit-Verlag, Battweiler

Breitbart, W., Chochinov, H. M., Passik, S. (2003): Psychiatric Symptoms in Palliative Medicine. In: Doyle, D., Hanks, G., Mac Donalds, N. (eds) (2003): Oxford Textbook of Palliative Medicine, 3rd Edition. Oxford University Press, 746–74

–, Jaramillo, J. R., Chochinov, H. M. (1998b): Palliative and terminal care. In: Holland, J.C. (Hrsg.): Psycho-Oncology. New York, Oxford University Press, 437–44

Bucher, A. (2007): Psychologie der Spiritualität. Beltz, Weinheim

Bünemann, D. (2009): „… und immer hör ich's rauschen: du fändest Ruhe dort". Gestalttherapie. Forum für Gestaltperspektiven. 23. Jahrgang. Heft 1. Edition Humanistische Psychologie, Bergisch Gladbach
Bukberg, J., Penman, D., Holland, J. (1984): Depression in hospitalized cancer patients. Psychosomatic medicine, 43: 199–212
Butollo, W., Krüsmann, M., Hagl, M. (1998): Leben nach dem Trauma: Über den therapeutischen Umgang mit dem Entsetzen. Pfeiffer bei Klett-Cotta, Stuttgart

Canacakis, J. (1987): Ich sehe deine Tränen-Lebendigkeit der Trauer. Kreuz, Stuttgart
Cramer F. (1988): Symphonie des Lebendigen. Insel Taschenbuch, Frankfurt

Delhay, M., (2008): Musiktherapie. In: Aulbert, E., Nauck, F., Radbruch, L. (Hrsg.): Lehrbuch der Palliativmedizin. 2. Aufl. Schattauer, Stuttgart / New York, 1268–1276
Deuter, M. (2005): Atmosphären-Wahrnehmungseinstellungen und Wirkungen in der musiktherapeutischen Behandlung. Musiktherapeutische Umschau 2005 / 3, Bd. 26, 226
Deutsches Institut Für Medizinische Dokumentation Und Information (2008): Operationen- und Prozedurenschlüssel 2008. Verfügbar unter: www.dimdi.de/static/de/klassi/prozeduren/ops301/opshtml/2008/fr-ops/htm, 29.4.2009
DHPV (Deutscher Hospiz- und Palliativverband e.V.) (2008): Wegweiser Hospiz und Palliativmedizin; www.hospiz.net, 31.7.2009
Diegelmann, C. (2007): Trauma und Krise bewältigen. Klett-Cotta, Stuttgart
Dilling, H., Mombour, W., Schmidt, M. H. (Hrsg.) (1993): Internationale Klassifikation psychischer Störungen: ICD 10, Kap. V (F): Klinisch-diagnostische Leitlinien, Weltgesundheitsorganisation. Huber, Bern / Göttingen / Toronto / Seattle
Ditges, A. (2008): „Ich will dich" Begegnungen mit Hilde Domin. Indigo DVD, Köln
Domin, H. (1994): Nur eine Rose als Stütze. Fischer, Frankfurt

Ferti, E.-J. (2008): Die Musiktherapie als Teil der psychosozialen Versorgung krebskranker Kinder und Jugendlicher im Vergleich mit der Leitlinie „psychosoziale Versorgung in der Pädiatrischen Onkologie und Hämatologie". In: www.fbfmt.fh-heidelberg.de/v2/srh/03_st_abschlussarbeiten_0_preistraeger.htm, 24.05.09
Flick, U. (1995): Qualitative Sozialforschung. Eine Einführung. Rowohlt, Reinbeck

Gindl, B. (2002): Die Resonanz der Seele. Junfermann, Paderborn
Griesmeier, B., Bossinger, W. (1994): Musiktherapie mit krebskranken Kindern. G. Fischer, Stuttgart
Grof, S. (1991): Geburt, Tod und Transzendenz. Rowohlt, Hamburg
Grün, A. (1997): Geborgenheit finden Rituale feiern. Kreuz, Stuttgart

Häfner, G.(2004): Iwwer die Felder. Andiamo, Mannheim
Harrer, G. (1982): Grundlagen der Musiktherapie und Musikpsychologie. Urban & Fischer: München

Hartmann, H.-P., Milch, W. E. (Hrsg.) (2001): Übertragung und Gegenübertragung. Weiterentwicklungen der psychoanalytischen Selbstpsychologie. Buchreihe: Bibliothek der Psychoanalyse. Psychosozial-Verlag, Gießen

Hegi, F. (2005): Das Klangraumgefühl – Essay über das Atmosphärische. Musiktherapeutische Umschau 26, 293–297

– (1986): Improvisation. Junfermann, Paderborn

Heinze, S. (2005): Wenn eine Melodie verklingt – Musiktherapie in der Sterbebegleitung. In: Smetana, M., Heinze, S., Mössler, K. (2005): Stille. Sterben. Erwachen. Edition Praesenz, Wien

Hess, P. (1999): Musik mit archaischen Klangkörpern. Musiktherapeutische Umschau 20/2, 77–92

Heußner, P. (2006): Die Lebensqualität schwerstkranker Menschen. In: Koch, U., Lang, K., Mehnert, A., Schmeling-Kludas, C. (Hrsg.): Die Begleitung schwer kranker und sterbender Menschen. Schattauer, Stuttgart / New York, 17–27

Heymel, M. (1999): Trost für Hiob-musikalische Seelsorge. Strube Edition 9031, München

– (2004): In der Nacht ist sein Lied bei mir. Spenner, Kamen

– (2006): Wie man mit Musik für die Seele sorgt. Grünewald,

Holbein, H. (1538): Ars Moriendi, 49. Blatt

Hospiz-Führer '97 (1998): Ambulante und stationäre Einrichtungen zur Palliativtherapie in Deutschland. Hrsg. von Deutsche Gesellschaft für Palliativmedizin, Bundesarbeitsgemeinschaft Hospiz, Deutsche Gesellschaft zum Studium des Schmerzes, Köln

Hüther, G. (2008): Neurobiologie als Verpflichtung und Rückenstärkung für eine salutogenetische Beziehungskultur. Vortrag anlässlich des einjährigen Bestehens der Systelios Klinik, Waldmichelbach. Auditorium Verlag, Mülheim / Baden

Jäger, W. (1991): Suche nach dem Sinn des Lebens. via nova, Petersberg

– (1996): Ganzheit statt Arroganz. Audio-CD. Auditorium, Mühlheim / Baden

– (1997): Der Alltag als Übung. Audio-CD. Auditorium, Mühlheim / Baden

Jerneizig, P. (2006): Psychologie der Trauer und Trauerverarbeitung – Beratung und Therapie. In: Koch, U., Lang, K., Mehhnert, A., Schmeling-Kludas, C. (Hrsg.) Die Begleitung schwer kranker und sterbender Menschen. Schattauer, Stuttgart / New York

Kabat-Zinn, J. (2005): Gesund durch Meditation. 11.Aufl. O. W. Barth, Frankfurt

Kachler, R. (2007): Damit aus meiner Trauer Liebe wird. Kreuz, Stuttgart

Kast, V. (1982): Trauern. Kreuz, Stuttgart

Kern, M. (2006): **Palliative** Care Lehren + Lernen + Leben. www.dgpalliativmedizin.de/pdf/fachkompetenz/Sektion Pflege 60808 PCLLL Grundlagen%, 17.4.2009

Kerrihard, T., Breitbart, W., Dent, K., Strout, D. (1999): Anxiety in patients with cancer and human immunodeficiency virus. Semin Clin Neuropsychiatry 4, 114–32

Kollmann, B., Kruse, M. (1990): Krebskranke Jugendliche und ihre Familien. Die Blaue Eule, Essen

Kübler-Ross, E. (1980): Interviews mit Sterbenden. 8.Aufl. Siebenstern, Stuttgart

Lauterwasser, A. (2003): Wasserklangbilder. 2. Aufl. AT Verlag, Aarau / München
Leopold, S. (2008): „Weinen, Klagen, Sorgen, Zagen – Musik der Trauer und der Verzweiflung in Oper und Kirche“ Abendvortrag am 23.4.08 im Rahmen der 58. Lindauer Psychotherapiewochen. In: www.ltpw.de/archiv/vortrag/2008/leopold_s.pdf. 13.02.09
Longaker, S. (2001): Dem Tod begegnen und Hoffnung finden. Piper, München / Zürich

Magill, L. (2007): „Coming home“. Musiktherapeutische Umschau 3, Bd. 28 Themenheft Spiritualität, 238–249
Massie, M. J., Holland, J. C., Glass, E. (1983): Delirium in terminal ill cancer patients. Annual Journal of Psychiatry 140, 1048–50
Merwein, F., Bräutigam, W. (Hrsg.) (2000): Einführung in die Psychoonkologie. 5. Aufl. Verlag Hans Huber, Göttingen
Müller, H. P. (Hrsg.) (2003): Ohne Musik wäre das Leben ein Irrtum. Atlantis Musikbuch, Zürich
Müller, M. (2006): Dem Sterben Leben geben. 2. Aufl. Gütersloher Verlagshaus, Gütersloh
– (2006): Total Pain. In: Knipping, C. (Hrsg.): Lehrbuch Palliative Care. Hans Huber, Bern
Munro, S. (1986): Musiktherapie bei Sterbenden. Fischer / Bärenreiter, Kassel
Murillo, M., Kassan, D., Mehnert, A. (2006): Psychische Belastungen, ihre Verarbeitung und psychologische Unterstützungsmöglichkeiten bei Patienten mit terminalen Erkrankungen. In: Koch, U., Lang, K. Mehnert, A., Schmeling-Kludas, C. (Hrsg.): Die Begleitung schwer kranker und sterbender Menschen. Schattauer, Stuttgart / New York, 65–78

Netzwerk achtsame Sterbekultur: www.achtsame-sterbekultur.uni-hd.de
Nöcker-Ribaupierre, M. (1995): Auditive Stimulation nach Frühgeburt. Gustav Fischer Verlag, Stuttgart

Pfefferle, U. (2003): Behutsam will ich dir begegnen – Musiktherapie im Hospiz. Verfügbar unter: http//www.musiktherapie.de/ Index phpid=339, 17.12.08
Pröpper, M. (2008): Gestalttherapie mit Krebspatienten. Peter Hammer, Köln

Radebold, H. (2004): Abwesende Väter und Kriegskindheit – Fortbestehende Folgen in Psychoanalysen. 3. Aufl. Vandenhoeck & Ruprecht, Göttingen
Rampe, M. (2004): Der R-Faktor – Das Geheimnis unserer inneren Stärke. Knaur MensSana, München
Reddemann, L. (2007): Von Trauma und Heilung – Wie spirituelle Übungswege und Psychotherapie zusammenarbeiten könnten – Interview von Christa Spannbauer mit Luise Reddemann. In: Visionen 2007, Sandila, Herrischried, 18–21
Renz, M. (2003): Grenzerfahrung Gott. Herder Spektrum, Freiburg
– (2001): Zeugnisse Sterbender. 2. Aufl. Junfermann, Paderborn
Rest, F. (2006): Zur gesellschaftlich-kulturellen Situation Sterbender in Deutsch-

land – eine Standortbestimmung. In: Koch, U., Lang, K., Mehnert, A., Schmeling-Kludas, C. (Hrsg.): Die Begleitung schwer kranker und sterbender Menschen. Schattauer, Stuttgart / New York

Rinpoche, S. (1993): Das Tibetische Buch vom Leben und vom Sterben. 3.Aufl. O. W. Barth Verlag, Frankfurt

Saalfrank, E., Verres, R. (2004): Stärkung der eigenen Spiritualität und Offenheit in der Sterbebegleitung. Zeitschrift für Palliativmedizin 5, 47–57

Saß, H., Wittchen, H.-U., Zaudig, M., Hoube, I. (2003): Diagnostisches und statistisches Manual psychischer Störungen–Textreversion–DSM-IV-TR. Hogrefe, Göttingen

Schuchardt, E. (2008): In: Aulbert, E., Nauck, F., Radbruch, L. (Hrsg.): Lehrbuch der Palliativmedizin. 2. Aufl. Schattauer, Stuttgart / New York

Sheldrake, R. (2003): Der siebte Sinn des Menschen. Scherz, Bern

Silber, O.-H. (2003): Klangtherapie-Weg zur inneren Harmonie. Herder, Freiburg / Basel / Wien

Singer, W. (2008): Hirnforschung und Meditation – ein Dialog. Unseld Verlag, Frankfurt

Sloterdijk, P. (1983): Kritik der zynischen Vernunft. Suhrkamp, Frankfurt / Main

Spitzer, M. (2004): Musik im Kopf. Schattauer, Stuttgart / New York

Strauss, J. Corbin, A. (1996): Grundlagen der qualitativen Sozialforschung. Beltz, Weinheim

Strobel, W. (1988): Klang – Trance – Heilung. Die archetypische Welt der Klänge in der Psychotherapie. Musiktherapeutische Umschau 9, 119–139

Sutter, R., Wormit, A. F. (2007): Spiritualität – persönliche und berufliche Relevanz für Musiktherapeuten. Musiktherapeutische Umschau Themenheft Spiritualiät 28, 231–237

Thich Nhat Hanh (1999): Das Wunder der Achtsamkeit. 9. Aufl. Theseus, Zürich / München / Berlin

Tuçek, G. (Hrsg.) (2005): Musik und Medizin-Beiträge zur Musik- und Therapieforschung, 1995–2004. dvd Edition GAMED, Wien

Tüpker, R. (2001): Musiktherapeutische Konzepte. In: Tüpker, R., Wickel, H. (Hrsg.): Musik bis ins hohe Alter. LIT, Münster, 87–141

Varela, F. J. (2003): Traum, Schlaf und Tod. Der Dalai Lama im Gespräch mit westlichen Wissenschaftlern. 3. Aufl. Piper, München / Zürich

Verres, R. (1999): Vom Handlungsdruck zur Begleitung in die innere Ruhe. In: Jonasch, K., Süßdorf B. (Hrsg.): Lesebuch medizinische Psychologie. Vandenhock & Rupprecht, Göttingen, 111–116

– (2003): Die Kunst zu leben. 2. Aufl. Herder, Freiburg

Von Förster, H. (1997): Entdecken oder Erfinden: Wie läßt sich Verstehen verstehen? In: Gumin, H.; Meier, H. (Hrsg.): Einführung in den Konstruktivismus. 3. Aufl. Piper, München / Zürich, 41–88

Walser, T. (2005): Salutogenese. From cure to care – von der Pathogenese zur Salutogenese". http://www.dr-walser.ch/index.html?salutogenese.htm; Stand 13. September 2005

Weiher, E. (2008): Spirituelle Begleitung in der Palliativmedizin. In: Aulbert, E., Nauck, F., Radbruch, L. (Hrsg.): Lehrbuch der Palliativmedizin. 2. Aufl. Schattauer, Stuttgart / New York, 1181–1205

Welter-Enderlin, R., Hildebrand, B. (Hrsg.) (2006): Resilienz – Gedeihen trotz widriger Umstände. Carl Auer Verlag, Heidelberg

Werner, E. (2007): Resilienz- und Protektionsfaktoren im Lebenslauf von Kriegskindern. Ausgewählte empirische Studien. In: Fooken, I., Zinnecker, J. (Hrsg.): Trauma und Resilienz. Juventa, Weinheim / München, 47–55

– (1971): The Children of Kanuai, Universitiy of Hawaii Press, Honolulu

Wilber, K. (2005): Im Auge des Hurrikans bist du sicher. Herder spektrum, Freiburg

Wolin, S. (1995): Resilience In: Journal of Child & Adoleszent Substance Abuse, Binghamton N.Y. USA Harworth press 42

World Health Organisation Report on Palliative Care (WHO) www.who.int, 16.04.09

Wrobel, N., Niefer, H. (2008): Geriatrische Krankheitsbilder. In: Aulbert, E., Nauck, F., Radbruch, L. (Hrsg.): Lehrbuch der Palliativmedizin. 2. Aufl. Schattauer, Stuttgart / New York, 820–844

Zinnecker, J. (2007): Kollektives Trauma und Resilienz. In: Fooken, I., Zinnecker, J. (Hrsg.): Trauma und Resilienz. Juventa, Weinheim / München, 197–210

Sachregister